Je me mets au yoga POUR LES NULS

Je me mets au yoga POUR LES NULS

Julia Lemétais

Masseur-Kinésithérapeute

FIRST Editions

Je me mets au yoga pour les Nuls

ISBN : 978-2-7540-7618-0
Dépôt légal : septembre 2015

Correction : Anne-Lise Martin
Mise en page : Stéphane Angot
Photographies : Chloé Gassian

Imprimé en France par Pollina - L75392

Éditions First, un département d'Édi8
12, avenue d'Italie
75013 Paris – France
Tél. : 01-44-16-09-00
Fax : 01-44-16-09-01
E-mail : firstinfo@efirst.com
Internet : www.pourlesnuls.fr

Sommaire

Introduction

Origine du yoga

Le yoga est né en Inde vers 2500 avant Jésus-Christ.

En sanskrit, la langue indienne, le mot *yoga* signifie « union » ; l'union du corps et de l'esprit, l'union du corps dans son ensemble et l'union du corps et de l'environnement.

En effet à travers des postures, appelées des *asanas*, et la respiration, appelée *pranayama*, le yoga permet de libérer son corps et son esprit afin de se rendre plus disponible pour soi et pour les autres.

Les bienfaits

La pratique du yoga vous permettra de prendre du temps pour vous et c'est bien cela le premier bienfait, la détente. Vous allez pouvoir détendre votre corps et votre esprit par la concentration demandée dans la pratique du yoga ainsi que par la relaxation de fin de séance.

Vous augmenterez également la force et l'endurance de vos muscles en tenant les postures plus longtemps.

Vous assouplirez vos articulations par les ouvertures des postures et les étirements musculaires globaux ou précis des postures.

Le yoga comme pratique physique ou comme style de vie

Le yoga peut être pratiqué de différentes façons. La meilleure est celle qui vous convient le mieux !

Vous pouvez pratiquer le yoga comme une activité physique : vous utilisez les postures afin de renforcer vos muscles, assouplir vos articulations, préparer votre corps à un travail musculaire et physique. C'est la manière dont la majeure partie des nouveaux venus au yoga débutent. Par la suite, avec une expérience plus profonde de ce qu'est le yoga, on peut le découvrir et l'aimer comme style de vie.

Le yoga pratiqué comme style de vie permet d'entrer plus en profondeur dans ce qu'il est véritablement. Son but ultime est de pouvoir entrer en éveil.

À force de pratique, vous arrivez à profiter du moment présent en oubliant le passé et le futur. Vous arriverez également à sentir vos gênes, douleurs, difficultés sans porter de jugement sur celles-ci mais juste en les acceptant. De cette façon, vous parviendrez à les soulager et à les diminuer.

Le but ultime : la méditation

Le but ultime de la pratique du yoga est de pouvoir rester assis dans une position confortable et méditer. La méditation est le fait de rester neutre dans son corps et son esprit. Vous vous centrez sur vous ou sur un point extérieur précis et tout ce qui vous entoure n'a plus d'importance. Vous allez parvenir à une pleine conscience de votre corps. L'environnement extérieur, les bruits qui vous entourent, les sensations que vous ressentez ne vous perturbent pas et vous restez centré sur cet objectif, sur ce point d'attention. À la fin de votre séance de méditation vous vous sentez libre et détendu…

Les précautions

Il y a quelques précautions à prendre avant de pratiquer le yoga.

Vous ne devez pas avoir mangé dans l'heure ou même les 2 heures avant votre pratique sous peine de vous sentir mal et au bord du malaise.

Si vous ressentez une difficulté à réaliser une posture, revenez à une posture de base et perfectionnez-la peu à peu, et vous pourrez ainsi plus facilement passer à la posture « supérieure ». Vous pouvez aussi accepter de ne pas réaliser cette posture le temps de vous assouplir et/ou de renforcer vos muscles et vous y reviendrez plus tard. L'acceptation est très importante en yoga ! Ce n'est pas grave de ne pas réussir une posture dès la première exécution. Entraînez-vous sur celle-ci ou sur d'autres qui vous permettront, une fois que vous les maîtriserez parfaitement, de passer à celle qui vous cause des difficultés. L'excès d'entêtement ne mène pas à une bonne posture.

Lisez attentivement les contre-indications éventuelles spécifiques à certaines postures.

Si vous avez des douleurs de dos, de cou ou autres depuis longtemps, demandez l'avis de votre médecin ou de votre masseur-kinésithérapeute (si vous suivez des soins) pour savoir si vous pouvez pratiquer sans soucis. Si vous éprouvez des douleurs de dos, une section de ce livre vous est réservée. Allez y jeter un coup d'œil !

Chapitre 1

Je me mets au yoga

Qui peut pratiquer le yoga ?

Que vous soyez un homme ou une femme, enceinte ou non, n'ayez jamais pratiqué d'activité physique ou que vous soyez au contraire sportif de haut niveau, que vous soyez un enfant ou un adulte de plus de 70 ans, vous pouvez pratiquer le yoga ! Il vous faudra juste adapter certaines postures comme vous le verrez plus loin dans la pratique.

Quel équipement avoir ?

Il vous faut simplement un tapis de yoga, que vous pouvez facilement trouver dans les grandes surfaces spécialisées en matériel de sport. Vous aurez également besoin de vêtements souples et plutôt près du corps pour bien voir votre positionnement et ne pas être gêné par les pantalons amples dans certaines postures.

Vous pouvez également vous munir d'une petite couverture, d'une brique et d'une sangle qui pourront vous être utiles pour vous aider à vous placer dans certaines postures si vous avez des limitations musculaires et articulaires ou des difficultés à maintenir votre équilibre.

Quand pratiquer, combien de temps et à quelle fréquence ?

Vous pouvez pratiquer le yoga à n'importe quel moment de la journée mais à distance des repas pour ne pas surcharger votre organisme en pleine digestion.

La pratique peut varier de 15 minutes à 1 heure 30 en fonction de votre envie et du besoins que vous en ressentez.

Je vous propose plus loin dans ce livre deux séquences, l'une pour les débutants et l'autre pour les intermédiaires. Pour prolonger votre pratique avec ces séquences, il vous suffit de répéter les postures 2 ou 3 fois de plus.

La fréquence de pratique du yoga dépend du temps que vous pouvez vous accorder et de votre fatigue physique et mentale. Vous pouvez pratiquer tous les jours sans contre-indication, mais si vous vous sentez trop fatigué et que vous n'arrivez pas à vous centrer sur vous, il est préférable d'arrêter et de vous y remettre quand vous y serez disposé. Forcer sur la pratique du yoga pour dire que l'on a pratiqué n'est pas yoga ! Il est indispensable d'accepter d'écouter votre corps et de reconnaître que certains jours, vous n'êtes pas prêt à pratiquer. Vous deviendrez alors un véritable yogi !

La respiration

Dans la pratique du yoga, la respiration est très importante, voire primordiale.

Si vous observez votre respiration, vous remarquerez que vous inspirez, puis réalisez une petite apnée inspiratoire pour ensuite expirer et réalisez à nouveau une apnée, expiratoire cette fois. Ces mécanismes sont naturels et nous allons les garder dans notre pratique. La respiration doit être fluide.

Si vous observez plus précisément, vous remarquerez peut-être que votre temps d'inspiration est souvent plus court que votre temps d'expiration.

En yoga, le temps inspiratoire doit être égal au temps expiratoire. En effet, l'inspiration représente l'énergie alors que l'expiration représente la détente. Afin d'être équilibré dans son corps et son esprit, il est donc important que ces 2 temps respiratoires soient identiques.

Pour arriver à cela, vous pouvez compter mentalement sur quelques inspirations et expirations. Essayez ensuite progressivement d'équilibrer les 2 temps de la respiration.

La respiration doit être **profonde, lente, silencieuse et aisée**.

Une fois cette respiration maîtrisée, nous pouvons passer aux *bandhas*.

Que sont les bandhas ?

Les bandhas sont des points forts du corps, des repères sur lesquels s'appuyer dans la pratique du yoga. Nous en utiliserons deux.

Le premier bandha est Mula Bandha. C'est le périnée. Le périnée est le muscle du plancher pelvien, c'est-à-dire le muscle qui se trouve en bas de votre petit bassin et qui soutient vos organes. Messieurs, vous aussi possédez un périnée !

Pour engager sa contraction, il vous faut faire comme si vous vouliez retenir un gaz ET une envie d'uriner. On n'entend souvent que la seconde partie de la recommandation, retenir une envie d'uriner, or la partie postérieure du périnée est plus forte et plus endurante que la partie antérieure. Si vous n'engagez que l'avant du périnée, en retenant donc une envie d'uriner, vous ne tiendrez pas la contraction dans les exercices difficiles et qui demandent une force musculaire importante.

Vous commencerez à engager Mula Bandha sur une inspiration et vous devrez le maintenir tout au long d'un exercice. Quand vous ressentirez bien cet engagement, la contraction du périnée, vous devrez la tenir durant toute votre pratique. Utilisez les temps inspiratoires pour reprendre plus intensément la contraction périnéale si vous sentez qu'elle se relâche progressivement au cours des postures.

Le deuxième bandha est Uddiyana Bandha et correspond au centre, au ventre. Il s'engage par la contraction du muscle transverse. Ce muscle est le plus important de la sangle abdominale.

Pour l'engager, vous devez aspirer le nombril vers la colonne vertébrale sans basculer votre bassin, ni autre mouvement, ni tension. En engageant le ventre, vous sentirez (les premiers temps, cela peut être très infime) un allongement de votre colonne vertébrale. C'est tout à fait normal et c'est même le but recherché. Le transverse va permettre de protéger votre dos en le tonifiant. Si vous avez des douleurs lombaires, vous devez impérativement vérifier que vous avez engagé Mula Bandha avant toute posture.

L'échauffement

Une séance de yoga débute par un travail de respiration afin de souffler, puis de se recentrer sur soi, et enfin de s'isoler de tout ce qui nous tracasse ou perturbe (travail, vie personnelle, bruits environnants…).

Allongez-vous sur le dos, respirez tranquillement et étirez-vous par les bras et les jambes. Progressivement, allongez votre inspiration puis votre expiration afin d'avoir les deux temps respiratoires égaux, longs, lents et fluides. Vous êtes maintenant prêt pour échauffer vos muscles.

Vous engagerez vos bandhas l'un après l'autre. À l'inspiration, engagez Mula Bandha, votre périnée, en voulant retenir un gaz et une envie d'uriner, puis engagez Uddiyana Bandha, votre transverse, en aspirant votre nombril vers la colonne vertébrale sur une expiration.

Une fois bien installé dans ces bandhas, pliez les jambes en gardant les pieds au sol et réalisez des torsions pour échauffer votre colonne vertébrale, vos hanches et vos épaules. Emmenez vos deux genoux vers la droite et la tête vers la gauche sur une inspiration, puis ramenez-les au milieu sur une expiration. Vous alternerez avec les genoux vers la gauche et la tête vers la droite sur l'inspiration suivante. Répétez 5 fois de chaque côté.

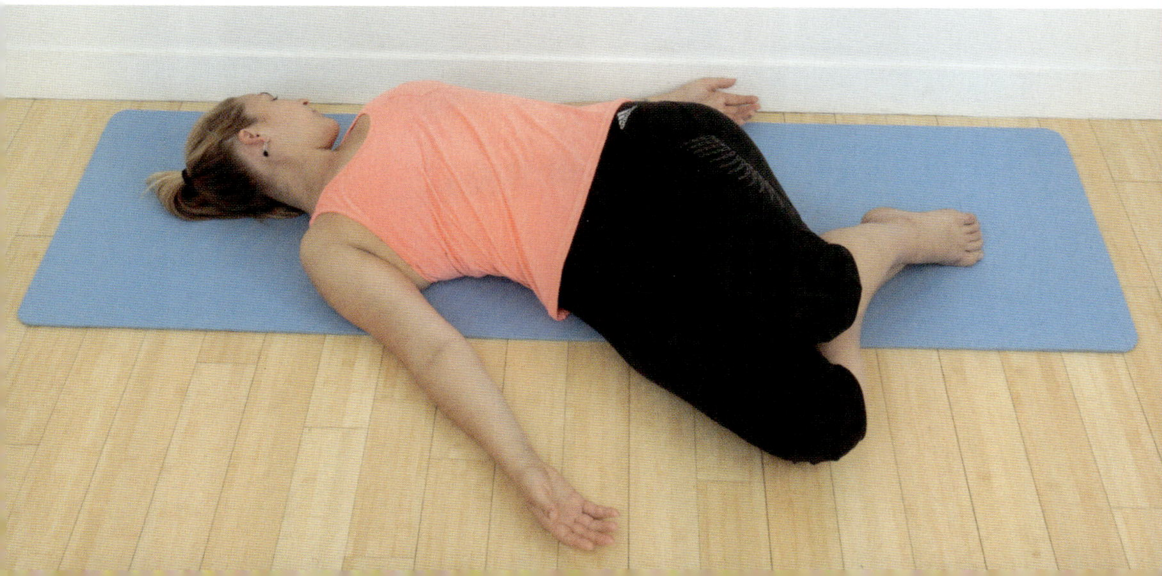

Ensuite, faites de même mais avec les pieds décollés du sol et les genoux vers la poitrine.

Vérifier que vous n'écrasez pas votre dos sur le tapis et que votre ventre ne se gonfle pas grâce à l'engagement des bandhas.

Vous allez ainsi réveiller vos abdominaux, les muscles de la taille et des bras tranquillement. Répétez 5 fois de chaque côté également.

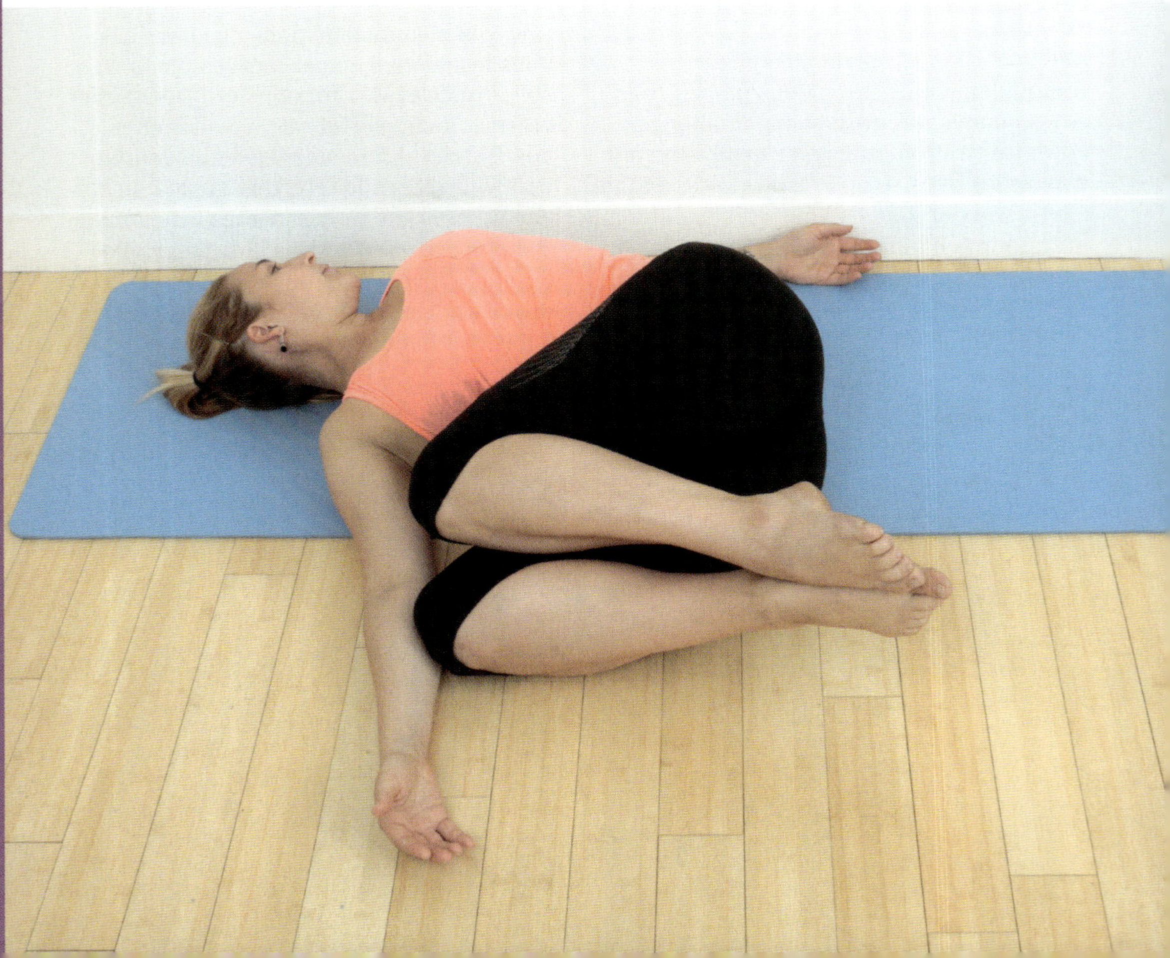

Poursuivez cet exercice avec les jambes tendues. Répétez à nouveau 5 fois de chaque côté en contrôlant bien votre dos et votre ventre.

Reposez les pieds au sol, jambes pliées. Vous êtes prêt pour commencer les postures de base allongées.

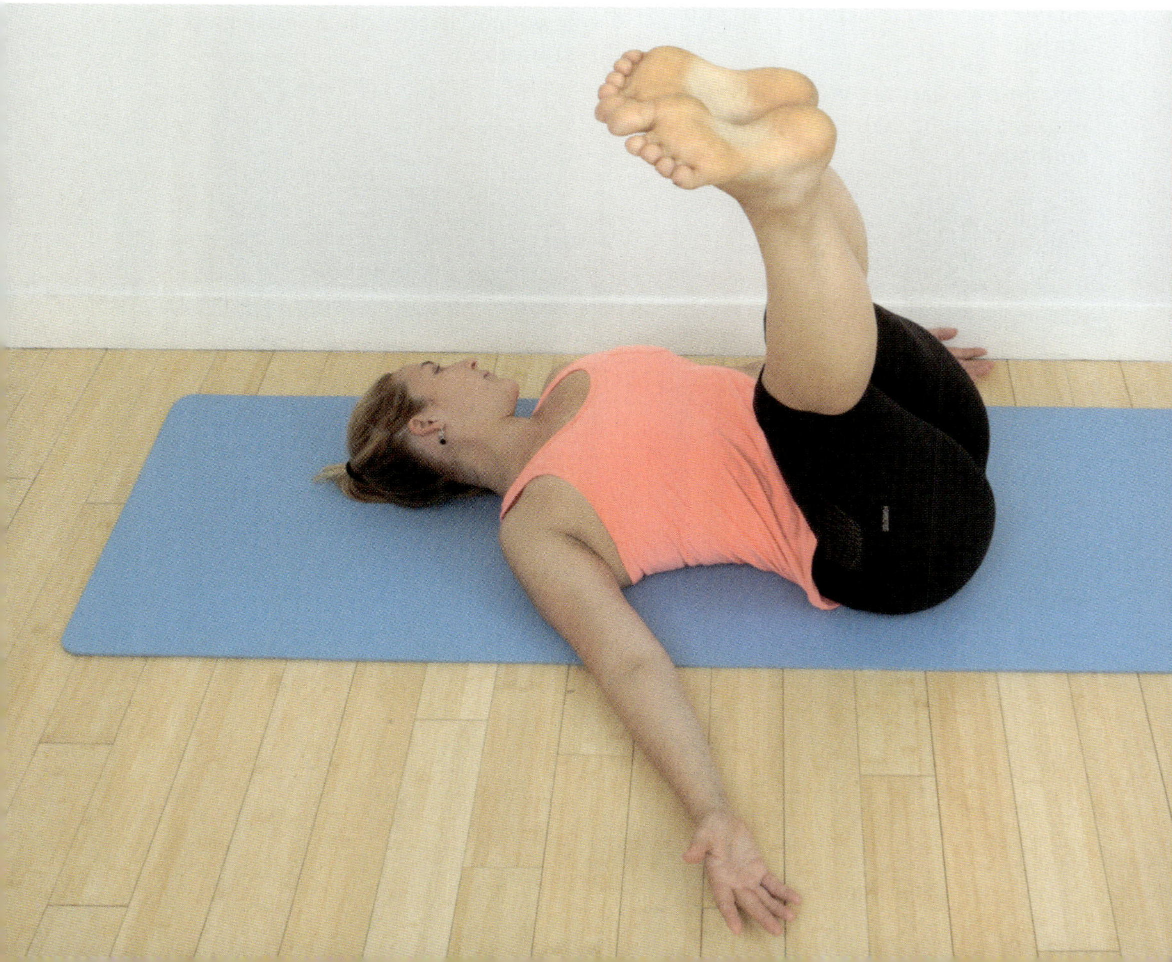

Les postures de base allongées

La posture de l'enfant - Balasana

1. Asseyez-vous sur vos talons et laissez votre tête au sol en avant des genoux.
2. Placez vos bras relâchés le long du corps.
3. Respirez en gardant vos bandhas engagés autant de temps que vous souhaitez.

Vous pouvez réaliser cette posture afin de vous reposer si les exercices que vous réalisez vous demandent trop d'effort ou que vous n'arrivez pas à réguler votre respiration.

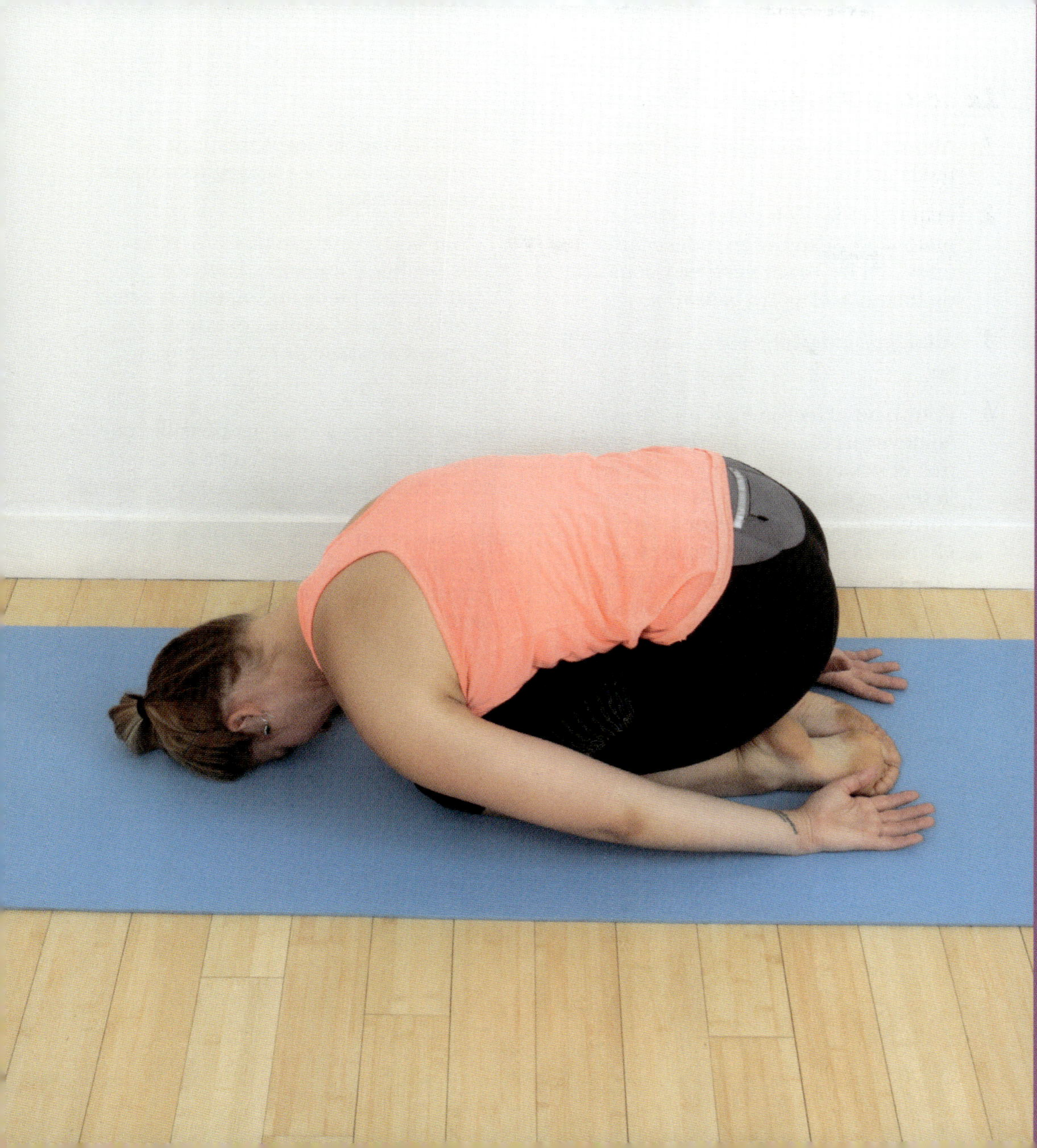

La posture du cadavre - Savasana

1. Allongé sur le dos, pliez les jambes, pieds au sol.
2. Inspirez et levez les fesses vers le plafond. À l'expiration redescendez les fesses en les tirant vers les talons afin de bien placer votre bassin.
3. Allongez une jambe après l'autre sur le sol.
4. Pour bien placer le haut du corps, soulevez légèrement le haut de votre dos et vos épaules et étirez-les vers la tête en les reposant. Faites tourner votre tête de droite à gauche en cherchant l'allongement maximal, puis revenez au centre et finissez par détendre vos épaules en les faisant glisser vers le sol et vers le bas de votre dos.
5. Bras le long du corps, respirez profondément en engageant toujours vos bandhas.
6. Pour sortir de cette posture, pliez les jambes l'une après l'autre en gardant les pieds au sol, puis tournez complètement sur le côté droit et venez vous asseoir doucement en tailleur.

Essayez de bouger le moins possible une fois que vous êtes installé dans cette posture. Maintenez-la entre 5 et 10 minutes.

Vous pouvez utiliser la posture du cadavre dans votre échauffement, entre 2 postures ou encore en fin de séance pour la relaxation.

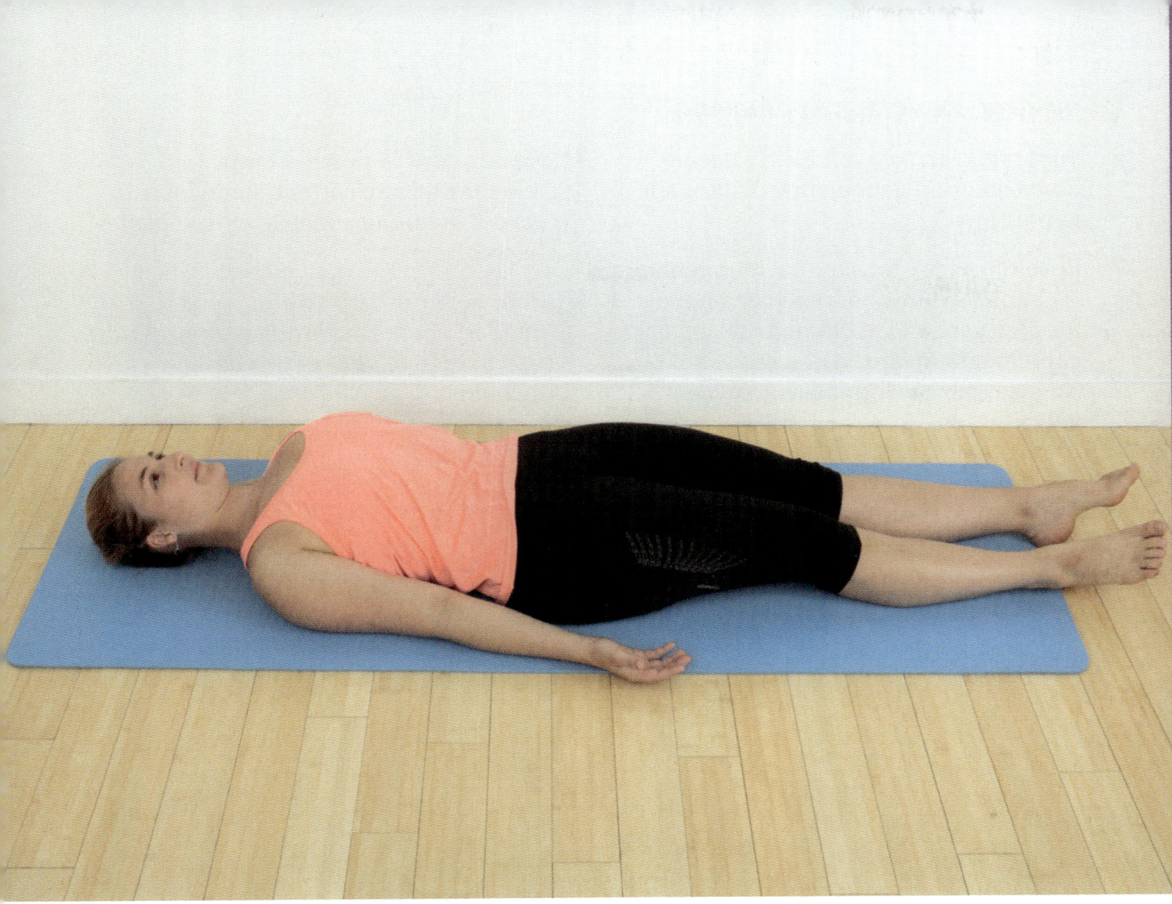

La posture du vent - Apanasana

1. Sur le dos, jambes tendues, ramenez doucement un genou après l'autre sur la poitrine.

2. Enveloppez les bras autour des genoux. À chaque expiration, ramenez un peu plus les genoux vers la poitrine en cherchant à aplatir le dos sur le sol. Ne cherchez surtout pas à décoller votre sacrum du sol.

3. Restez dans la posture entre 1 et 3 minutes. Faites attention de bien garder la nuque allongée et les épaules basses.

4. Pour sortir de la posture, reposez un pied après l'autre au sol, tournez sur un côté et venez vous asseoir en tailleur.

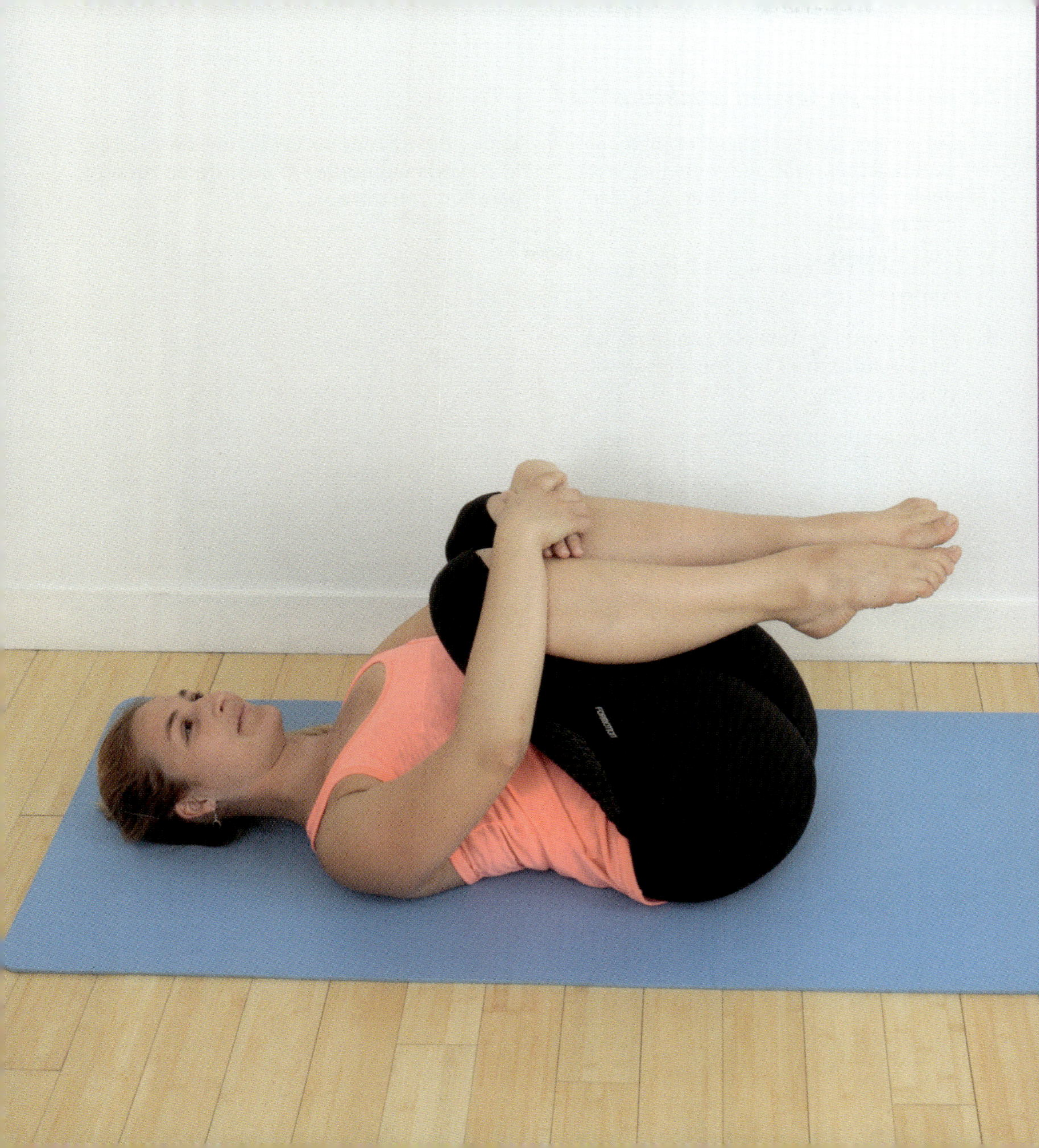

La posture en torsion jambes pliées

1. Sur le dos, jambes pliées et pieds au sol, à l'inspiration, emmenez vos deux genoux vers la droite et la tête vers la gauche.
2. À l'expiration ramenez les genoux au centre.
3. À l'inspiration suivante emmenez les deux genoux vers la gauche et la tête vers la droite.
4. À l'expiration ramenez les genoux au centre.

Vous pouvez répéter l'exercice 2 fois et à la 3e, vous maintenez la posture en torsion pendant 1 minute.

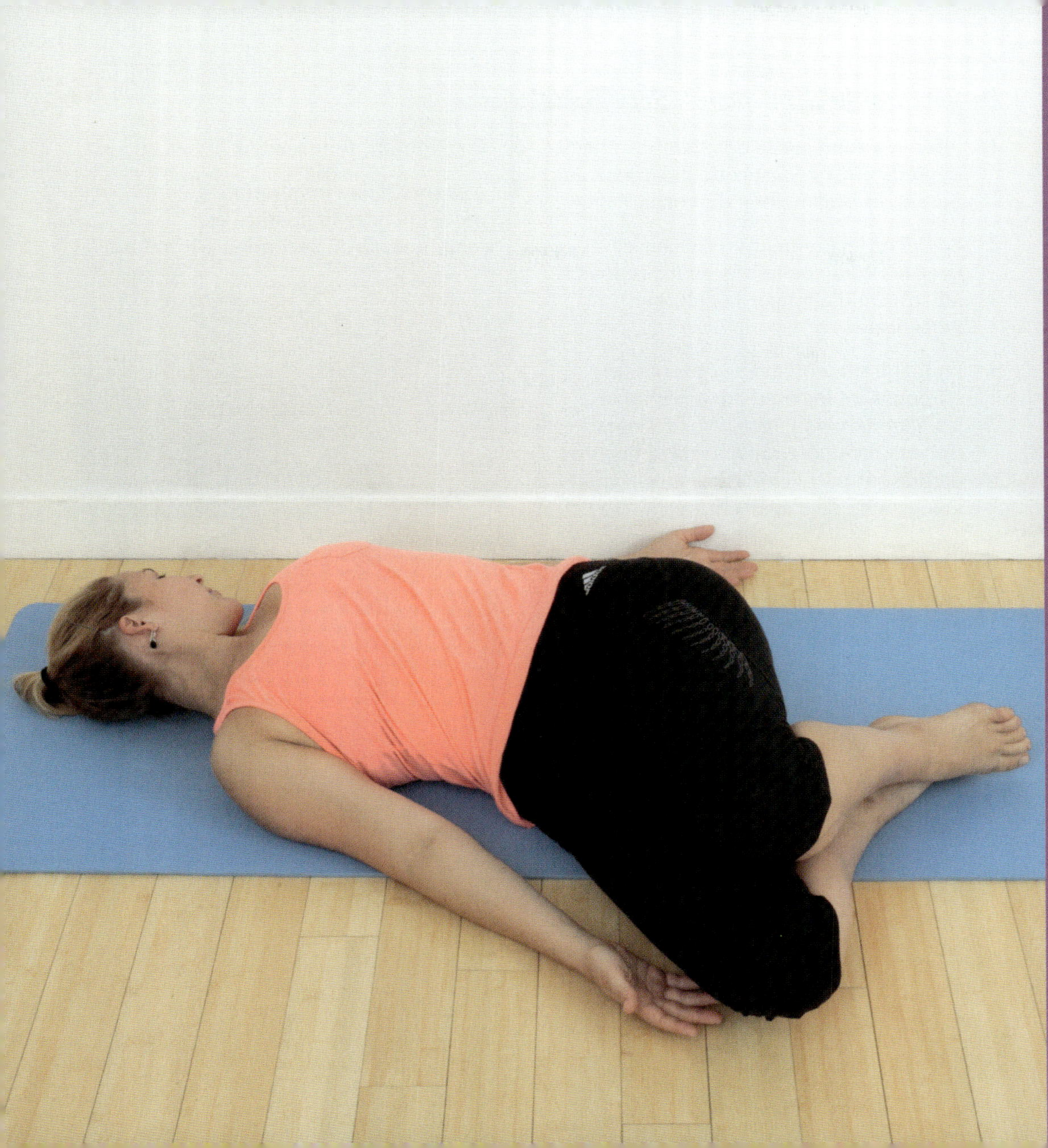

La posture du demi-pont - Setu Bandhasana

1. Allongez-vous sur le dos, jambes pliées et pieds au sol écartés de la largeur du bassin, et bras le long du corps.
2. Soulevez légèrement vos fesses et tirez-les vers vos talons en les reposant au sol afin d'allonger la colonne vertébrale.
3. En inspirant, soulevez votre bassin en poussant les pieds dans le sol et les genoux vers l'avant. Vos fessiers doivent être détendus. Vérifiez que vos pieds sont parallèles entre eux et que vos genoux ne s'écartent pas.
4. En expirant, reposez vos fesses au sol.
5. À la prochaine inspiration recommencez la posture et maintenez-la 30 secondes à 1 minute.

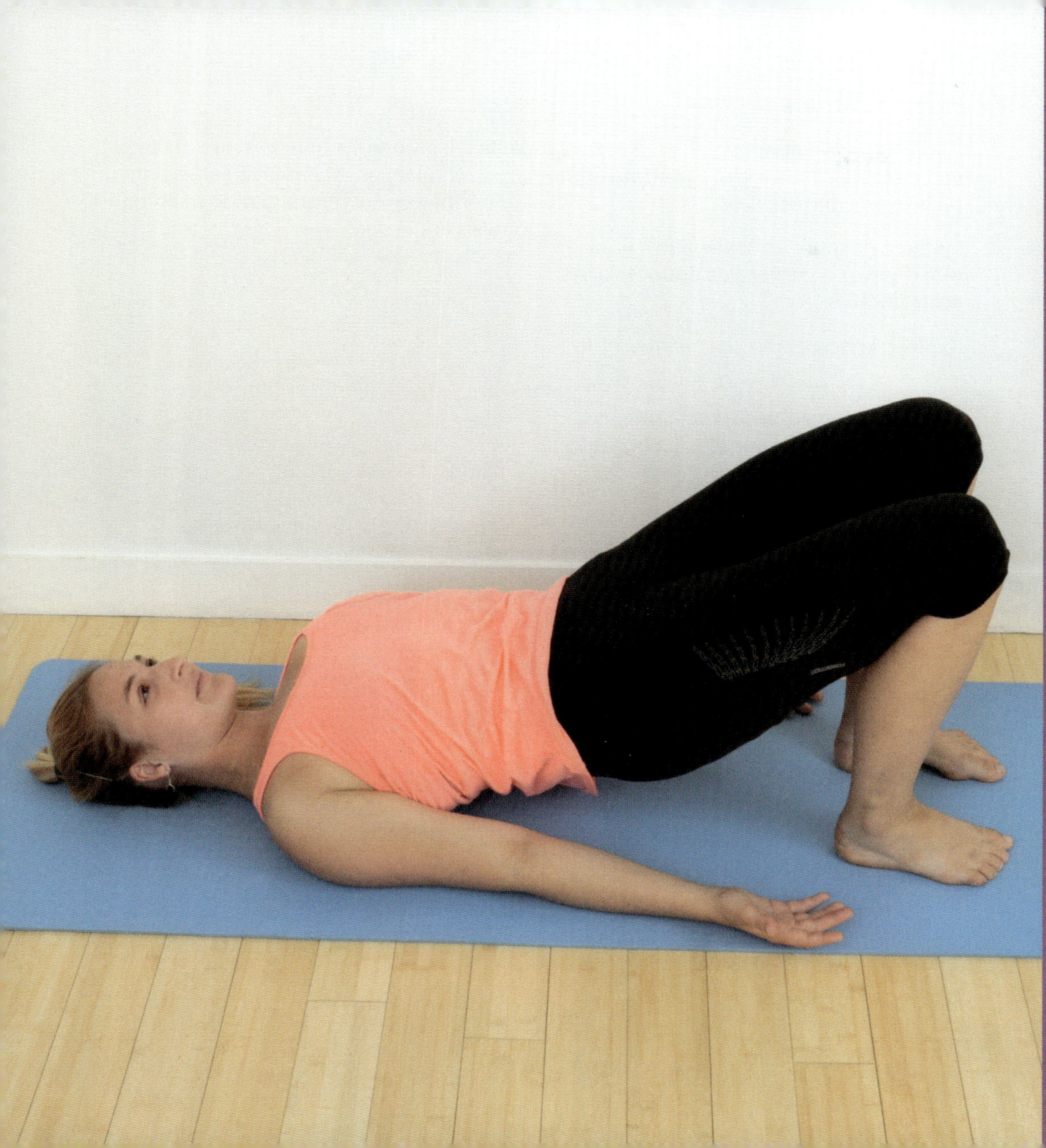

Le cobra - Bhujangasana

1. Allongez-vous à plat ventre et placez vos mains à côté de votre poitrine en pliant vos coudes.

2. Inspirez et soulevez les épaules et la tête. Pensez à garder vos coudes serrés (voir photo).

3. Expirez, redescendez les épaules et la tête.

4. À l'inspiration suivante recommencez la posture et maintenez-la 30 secondes à 1 minute.

Veillez à garder les hanches au sol et les fessiers relâchés. Maintenez l'engagement du périnée et du ventre afin de maintenir le pubis vers le sol.

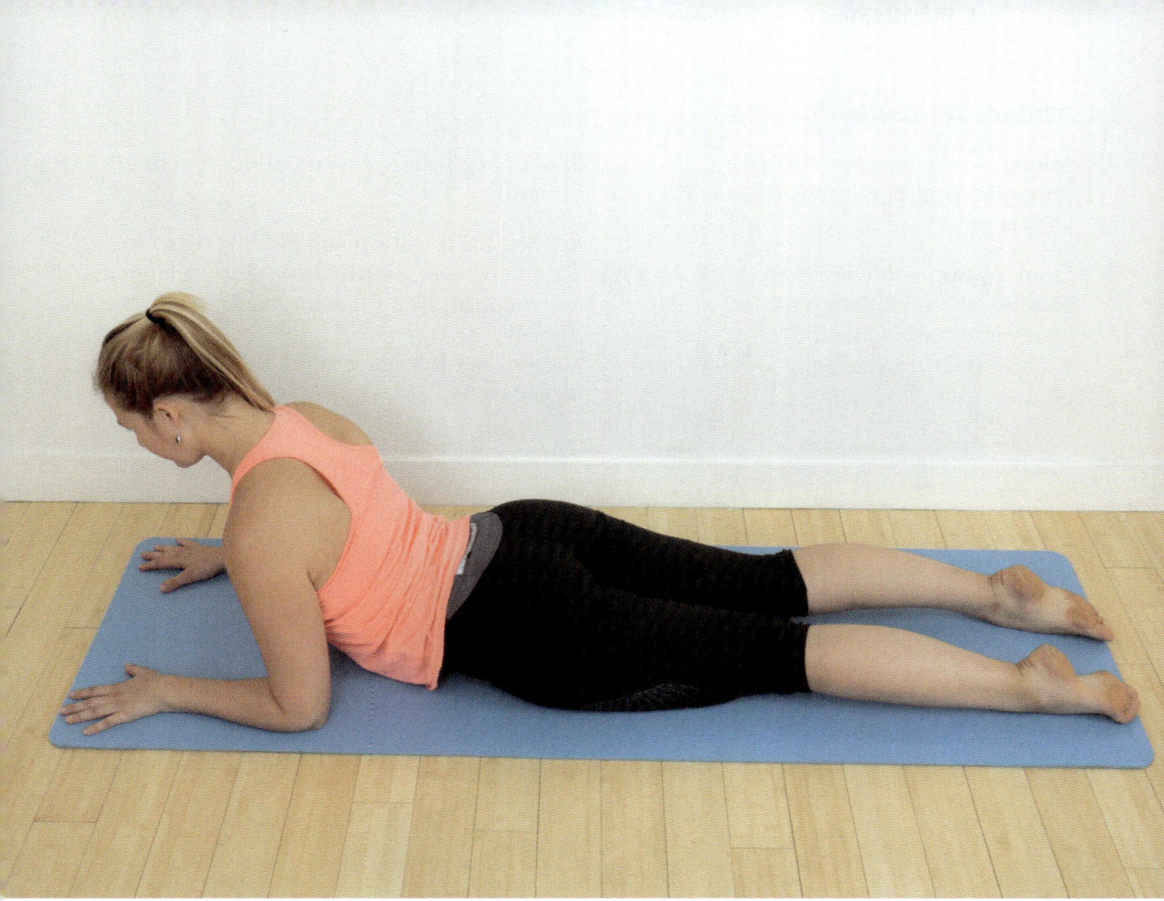

La sauterelle - Salabhasana

1. Allongez-vous sur le ventre, bras le long du corps et paumes des mains vers le sol.

2. En inspirant, soulevez la tête, les épaules et les jambes tendues en cherchant l'allongement (voir photos). Si cette posture est facile, décollez en plus les mains du sol.

3. À l'expiration, reposez doucement au sol.

4. Sur l'inspiration suivante, répétez la posture et maintenez-la durant 5 cycles respiratoires d'1 minute.

Veillez à garder les genoux bien tendus et la tête dans l'axe de la colonne vertébrale.

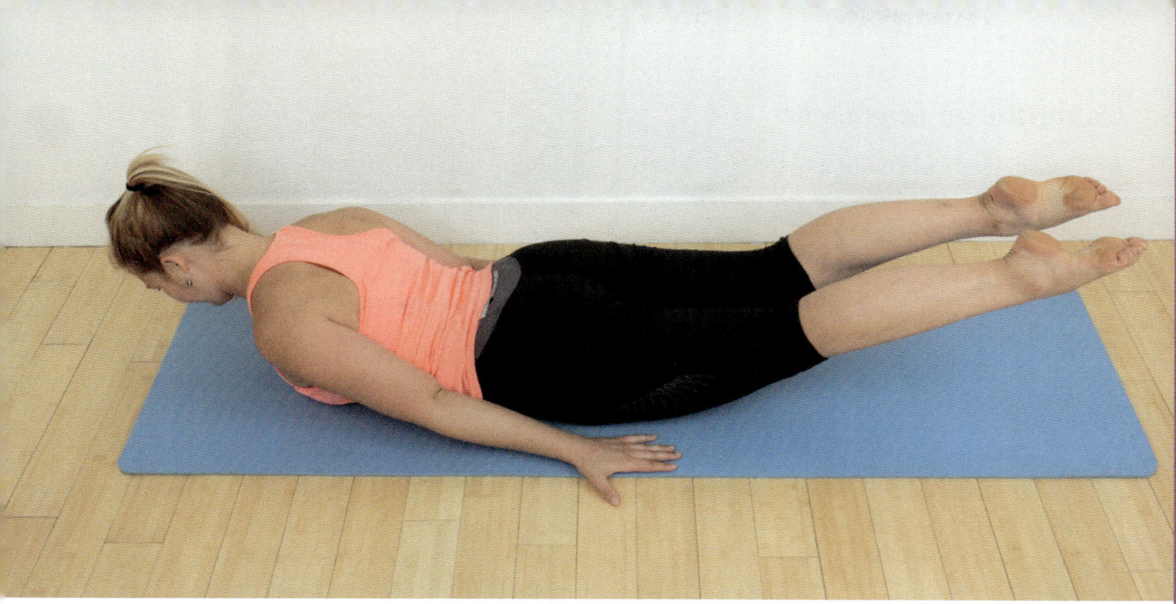

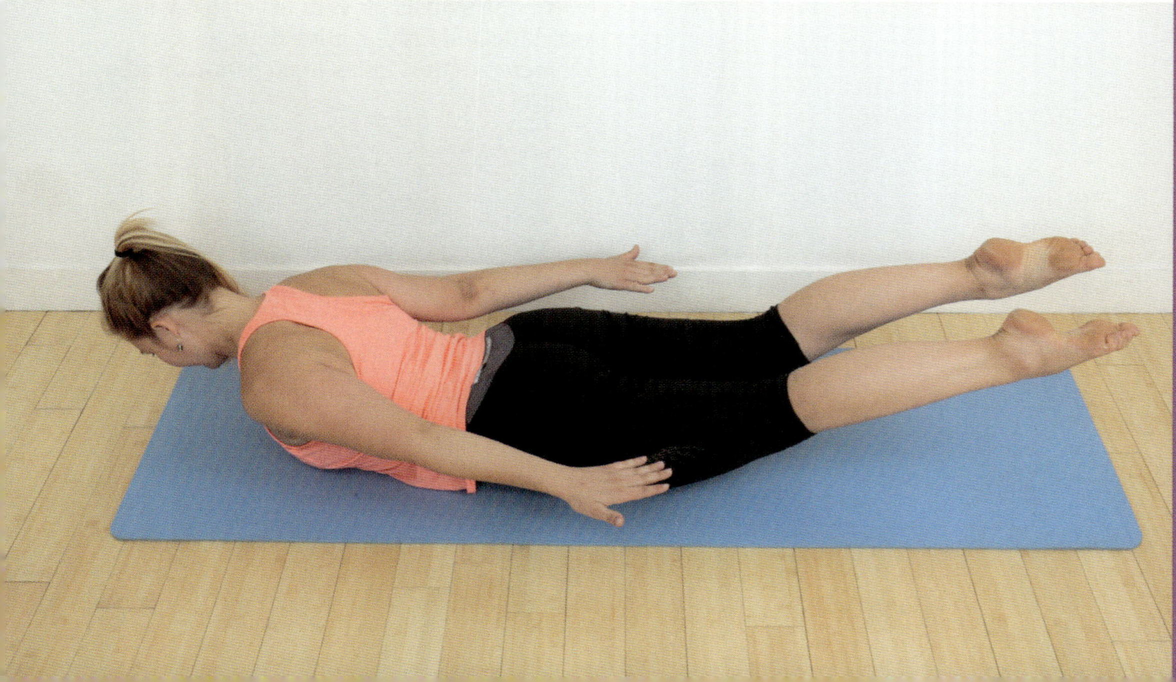

La posture de la planche

1. Commencez par vous placer à 4 pattes avec les mains sous les épaules, et les genoux légèrement en arrière de vos hanches.
2. À l'inspiration, allongez vos jambes en décollant vos genoux du sol pour obtenir une planche bien droite entre votre tête, votre buste et votre bassin (voir photo).

   Pensez à pousser la tête vers l'avant pour garder le bon appui sur vos mains et la tête dans l'axe de la colonne vertébrale.
3. Reposez délicatement les deux genoux en même temps sur une expiration.
4. Sur l'inspiration suivante, rentrez à nouveau dans la posture par la force de votre périnée et de votre ventre.
5. Maintenez la posture de 30 secondes à deux minutes.
6. Sur une expiration, reposez à nouveau doucement vos deux genoux.

Veillez à garder vos omoplates bien engagées vers l'arrière et le bas de votre dos et à ne pas laisser votre bassin et votre dos s'affaisser vers le sol. S'il vous est difficile de reposer les deux genoux en même temps, faites-le un genoux après l'autre.

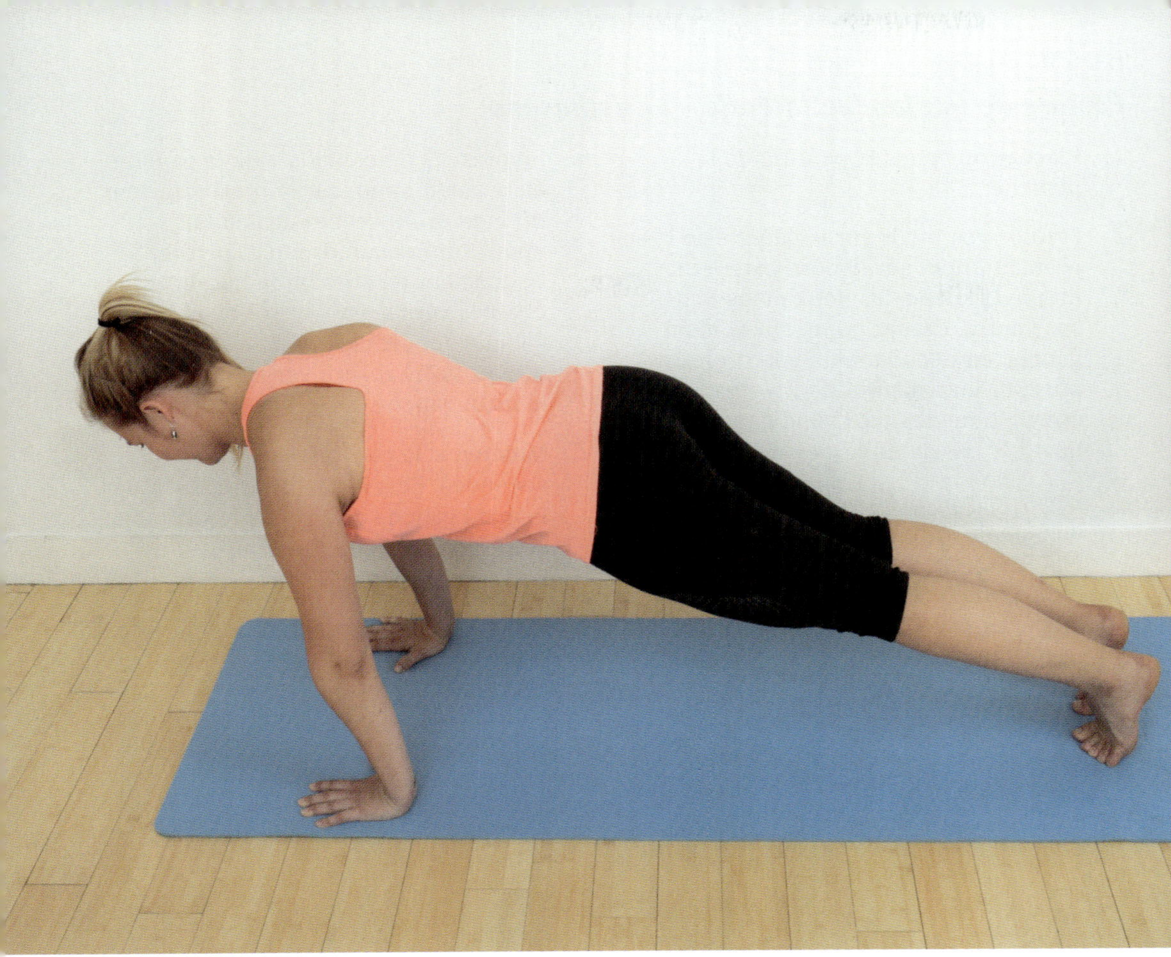

Posture de la planche latérale - Vasisthasana

1. Placez-vous dans la posture de la planche.

2. Pivotez vos pieds sur la gauche en prenant appui sur le bord extérieur du pied gauche, les deux pieds l'un sur l'autre. Prenez appui sur la main gauche en décollant la main droite, puis sur une inspiration pivotez complètement sur la main gauche, buste et bassin ouverts vers la droite.

3. Levez le bras droit vers le ciel, paume de la main vers l'avant et regardez l'intérieur de votre main droite (voir photo). Veillez à garder la tête dans l'axe de la colonne vertébrale.

4. Maintenez la posture entre 15 et 45 secondes.

5. Sur une expiration lente, reposez doucement la main droite en pivotant face au sol.

6. Pivotez les deux pieds vers la gauche en prenant appui sur le bord extérieur du pied droit. Prenez également appui sur la main droite et pivotez doucement en ouvrant le bassin et les épaules vers la gauche. Allongez le bras gauche vers le ciel, paume ouverte, et dirigez votre regard vers l'intérieur de la main gauche.

7. Maintenez la posture entre 15 et 45 secondes. Puis reposez doucement la main gauche au sol en pivotant sur votre main droite sur un temps inspiratoire.

8. Sur une expiration, reposez doucement les deux genoux au sol.

Veillez à toujours garder la tête dans l'axe de la colonne vertébrale et les épaules au-dessus de la main au sol.

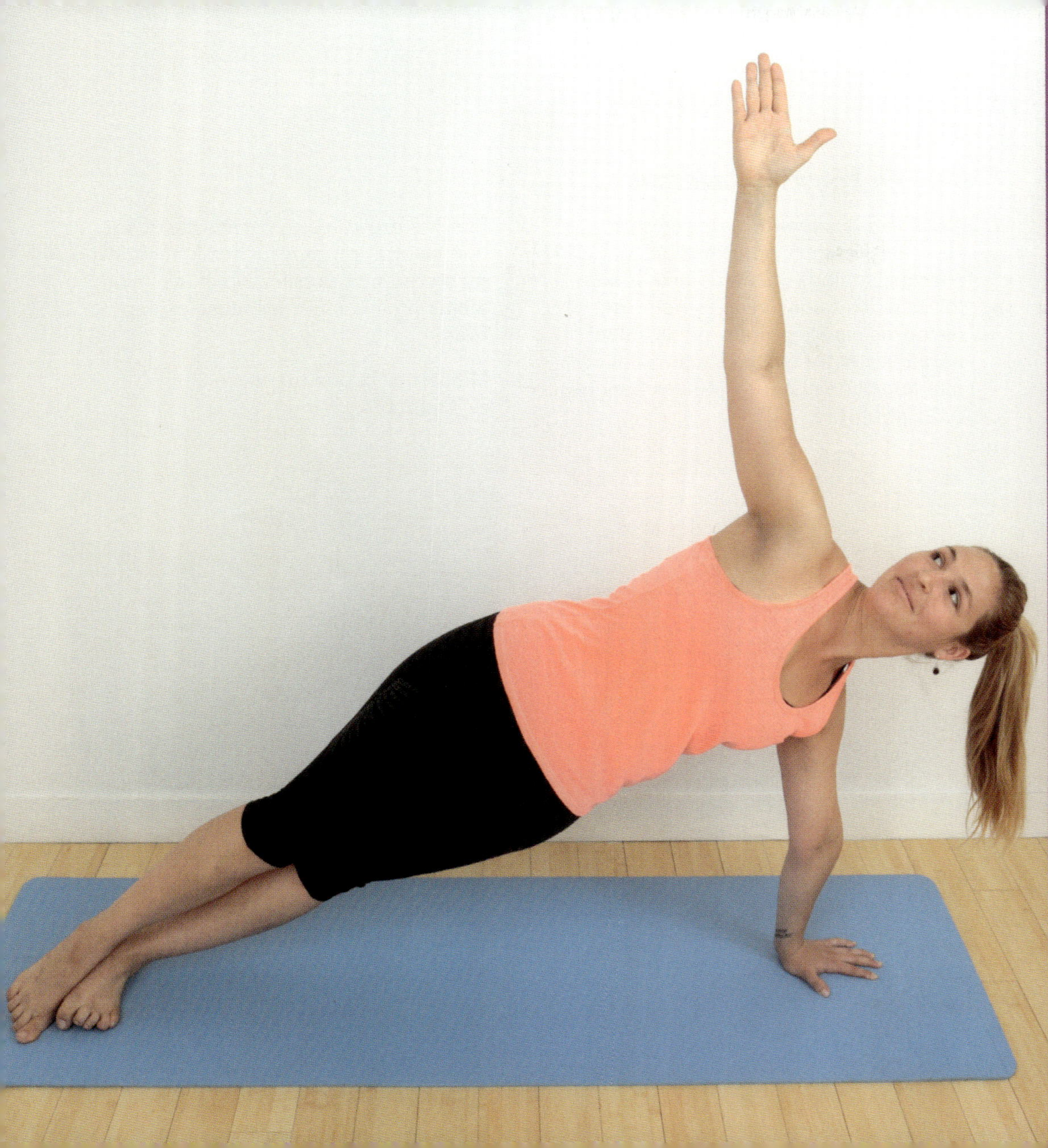

Les postures de base assises

Posture du bâton - Dandasana

1. Assis, jambes tendues, dégagez la chair des fessiers pour être bien posé sur vos ischions ; les gros orteils sont joints et les talons écartés pour que les bords extérieurs des pieds soient parallèles entre eux. Les mains sont à plat au sol de chaque côté des hanches (voir photo).

2. Étirez votre colonne vertébrale et sur une inspiration rapprochez le menton du sternum et pressez le sol avec vos mains pour tonifier les muscles des bras.

3. Maintenez la posture entre 1 et 3 minutes.

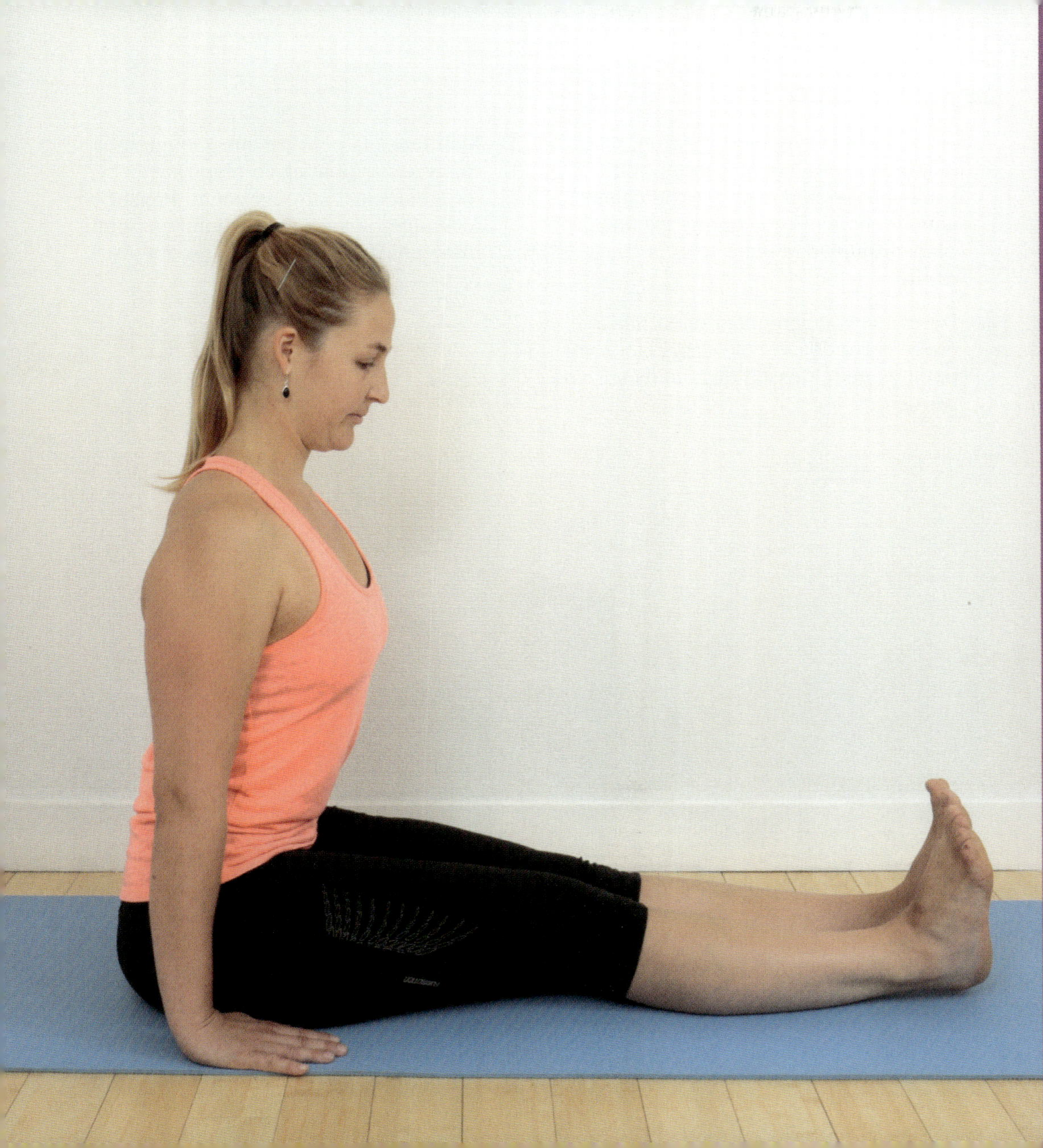

La posture facile

1. À partir de la posture du bâton, pliez la jambe droite vers l'intérieur en ramenant le pied droit vers la cuisse gauche, puis pliez la jambe gauche en plaçant le pied gauche sous la jambe droite.

2. Détendez vos genoux et cherchez à étirer votre dos vers le ciel. Placez vos paumes ou le dessus des mains sur vos genoux.

3. Maintenez la posture aussi longtemps que vous le pouvez en respirant longtemps et tranquillement. Pensez à changer le sens de vos jambes pour maintenir la posture dans les 2 sens.

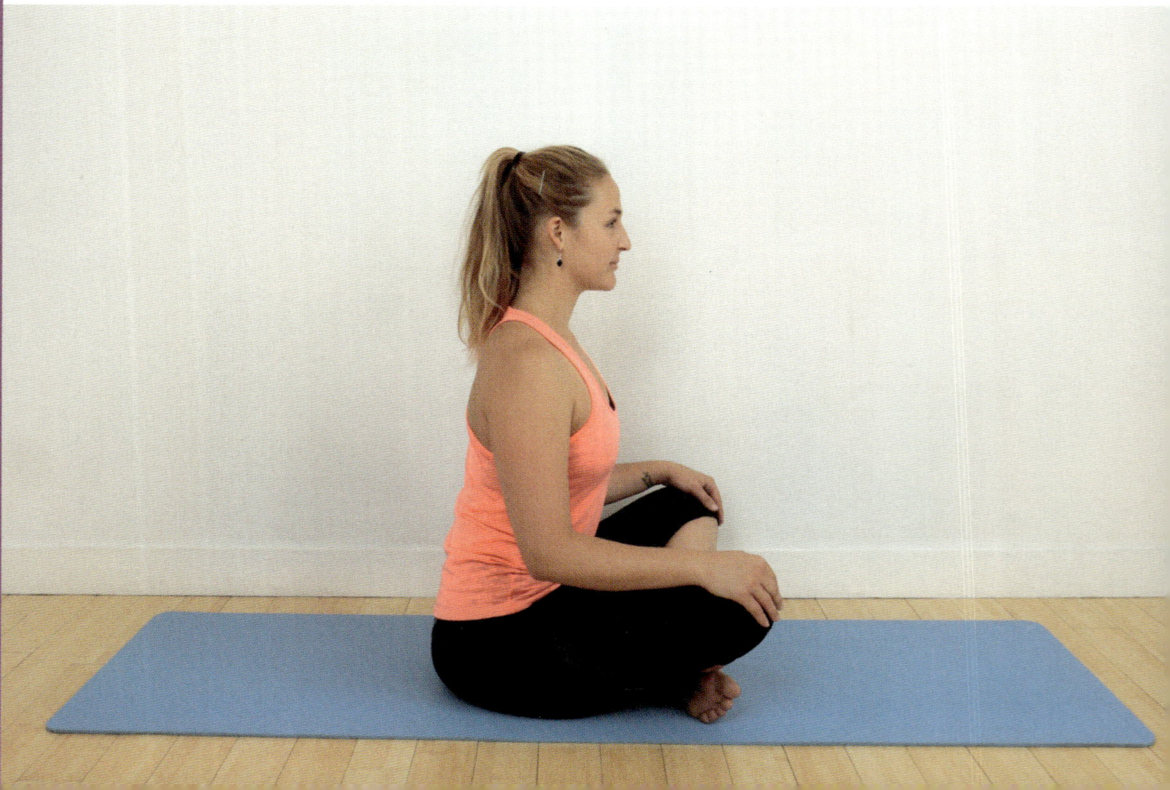

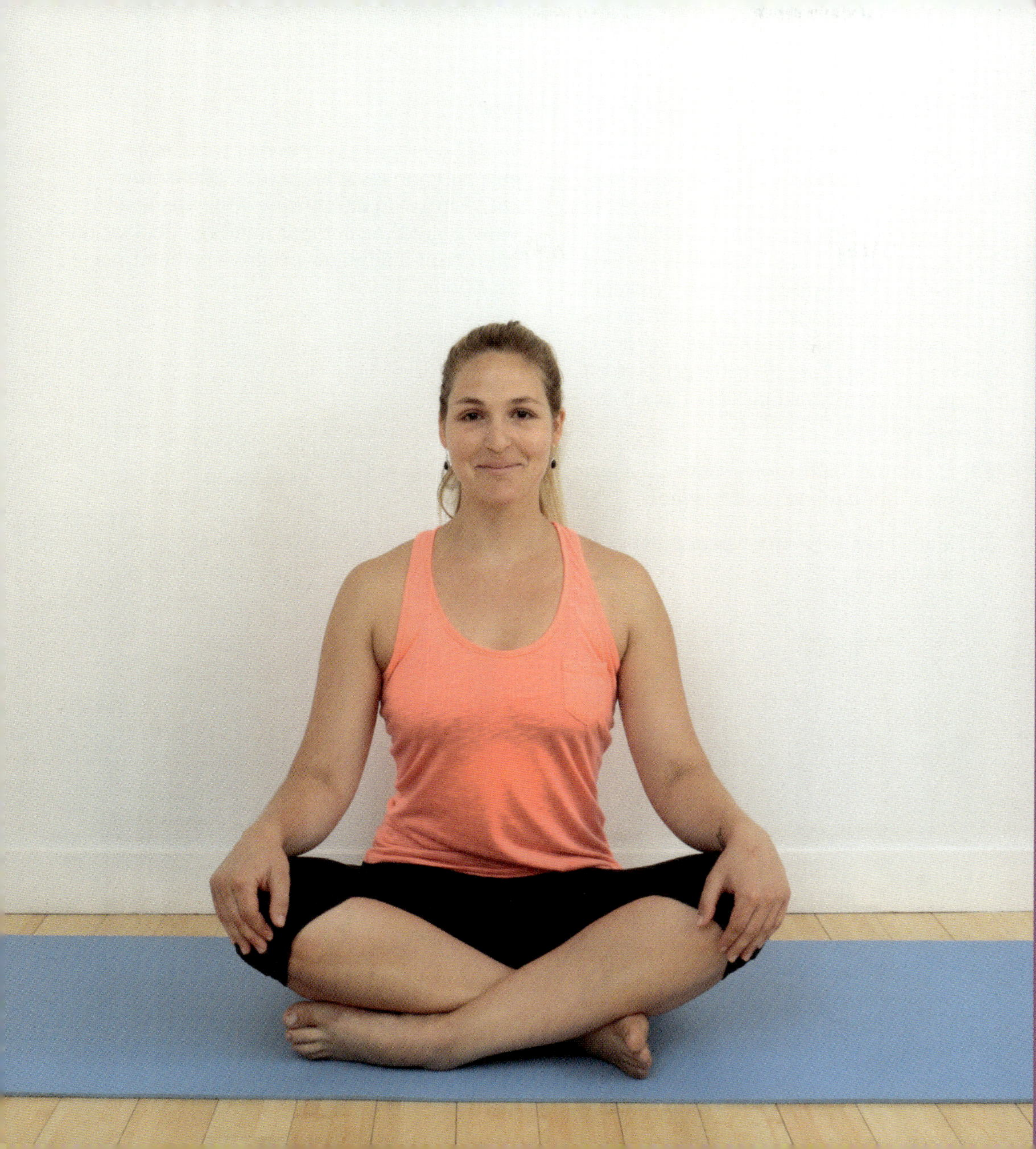

Flexion avant assise - Paschimottanasana

1. À partir de la posture du bâton, étirez votre colonne vertébrale. Sur l'inspiration, levez les bras au ciel et penchez-vous en avant pour attraper vos pieds. Si vous n'êtes pas encore assez souple pour attraper vos pieds, placez les mains sur les tibias ou les chevilles. Cherchez à étirer votre dos tout au long de cette posture en poussant le sternum vers l'avant de vos genoux.

2. À chaque expiration essayez d'aller plus loin dans la flexion avant.

3. Maintenez la posture pendant 1 à 3 minutes.

Veillez à ne pas avoir le dos rond. Pour cela, si vous en avez besoin, placez une couverture ou une brique sous vos fesses. Vous pouvez également plier vos genoux en cherchant à allonger progressivement par les talons.

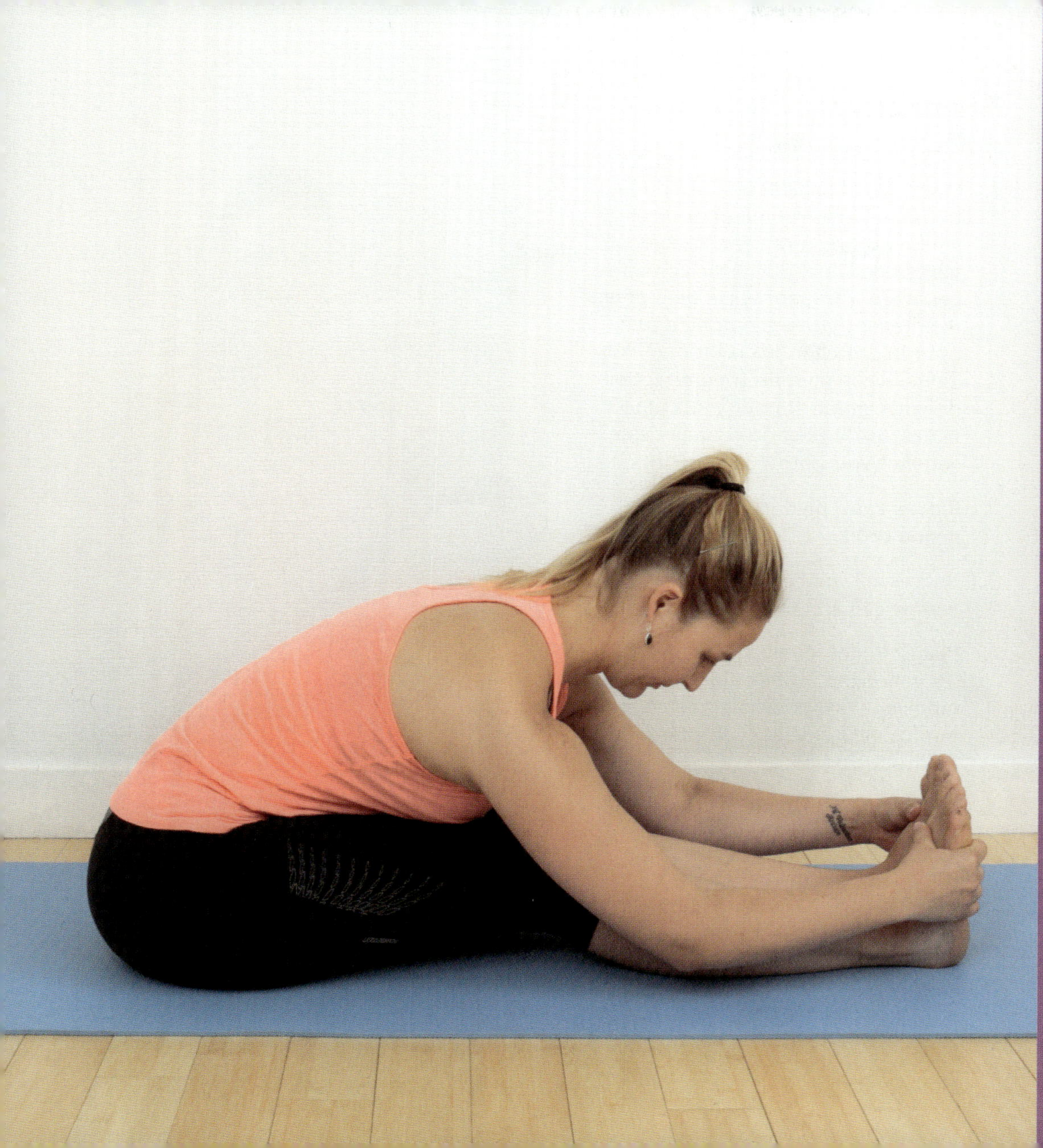

Posture du demi-lotus - Ardha Padmasana

1. Placez-vous dans la posture du bâton. À l'inspiration, pliez la jambe droite en ramenant le genou vers la poitrine, puis écartez votre genou en attrapant votre pied et en maintenant votre genou bien plié, pour le protéger des rotations. Puis emmenez le pied droit en direction de votre nombril pour venir placer le dessus du pied droit dans l'aine gauche (voir photo de gauche).
2. Placez votre pied gauche sous le genou droit.
3. Redressez-vous et étirez votre dos vers le ciel afin de vous auto-grandir.
4. Placez le dessus de vos mains sur les genoux et fermez votre pouce et index en O en poussant vos coudes tendus vers l'avant (voir photo de droite).
5. Maintenez la posture de 15 secondes à 1 minute.
6. Allongez la jambe gauche, puis décroisez doucement la jambe droite et allongez-la pour recommencer de l'autre côté.

Veillez à garder les deux fesses au sol et le bas du dos bien droit.

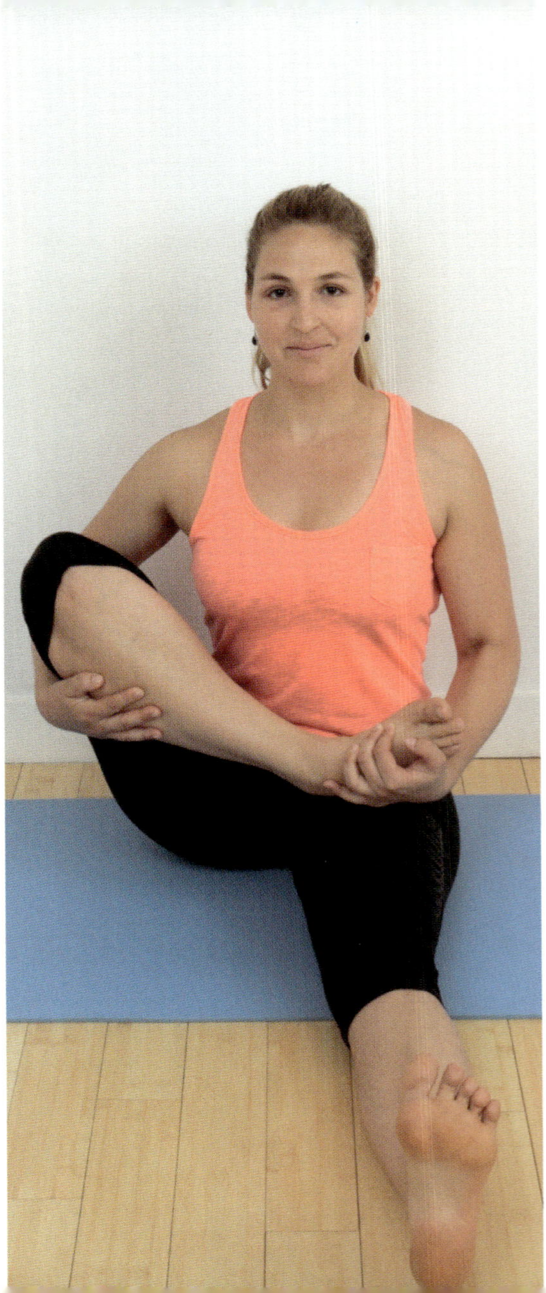

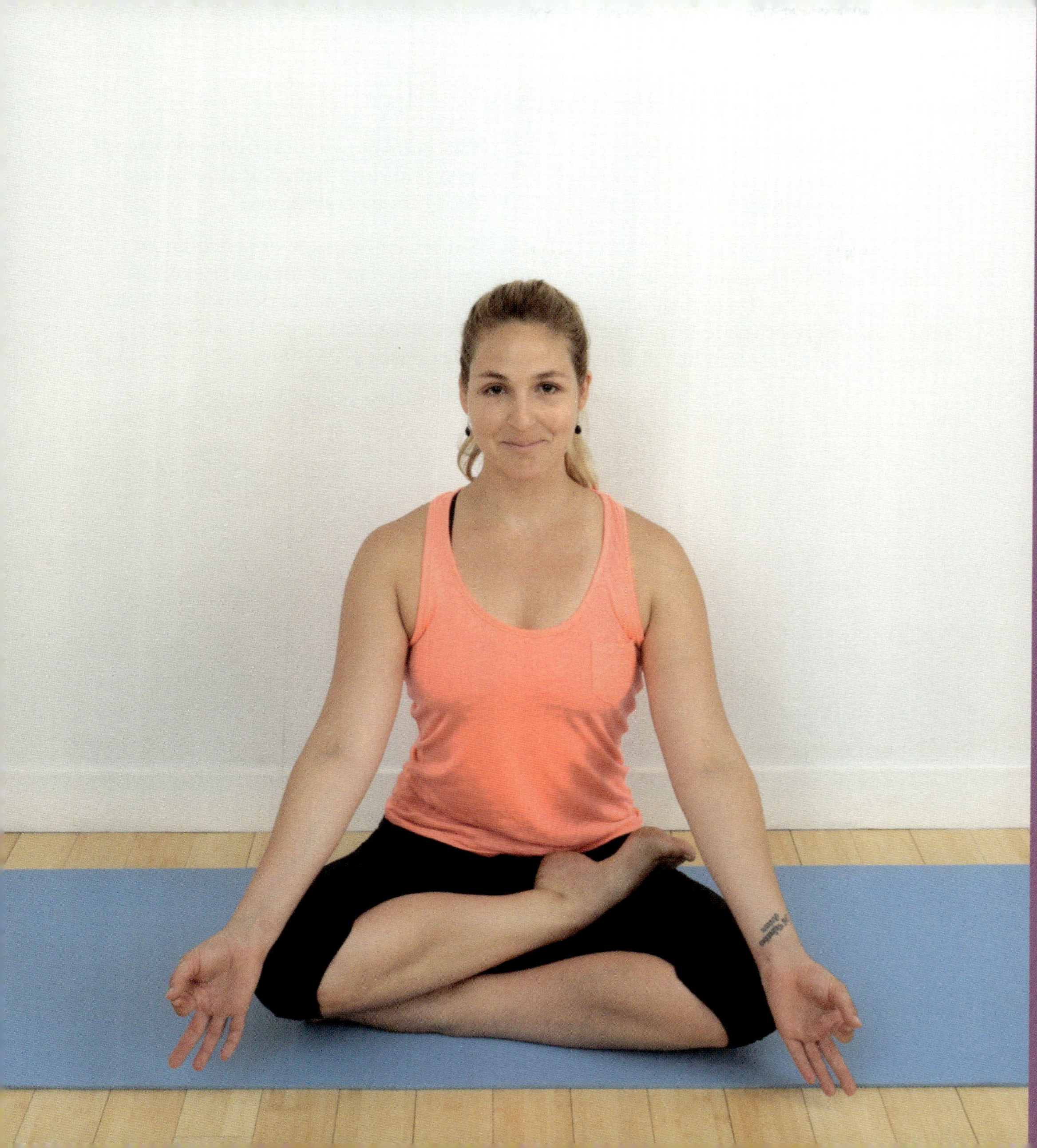

Posture en torsion assise - Marichyasana

1. À partir de la posture du bâton, ramenez le talon droit près de votre fesse droite en pliant le genou sur l'inspiration.
2. Prenez appui sur la main droite située en arrière de votre fesse droite, et sur l'expiration, étirez le bras gauche vers le ciel et allez chercher le plus loin possible vers la droite en plaçant le genou droit dans l'épaule gauche (voir photo ci-dessous).
3. Sur les expirations essayez d'aller plus loin dans la torsion. Regardez vers la droite et l'arrière (voir photo ci-contre). Maintenez la posture 30 secondes à 1 minute.

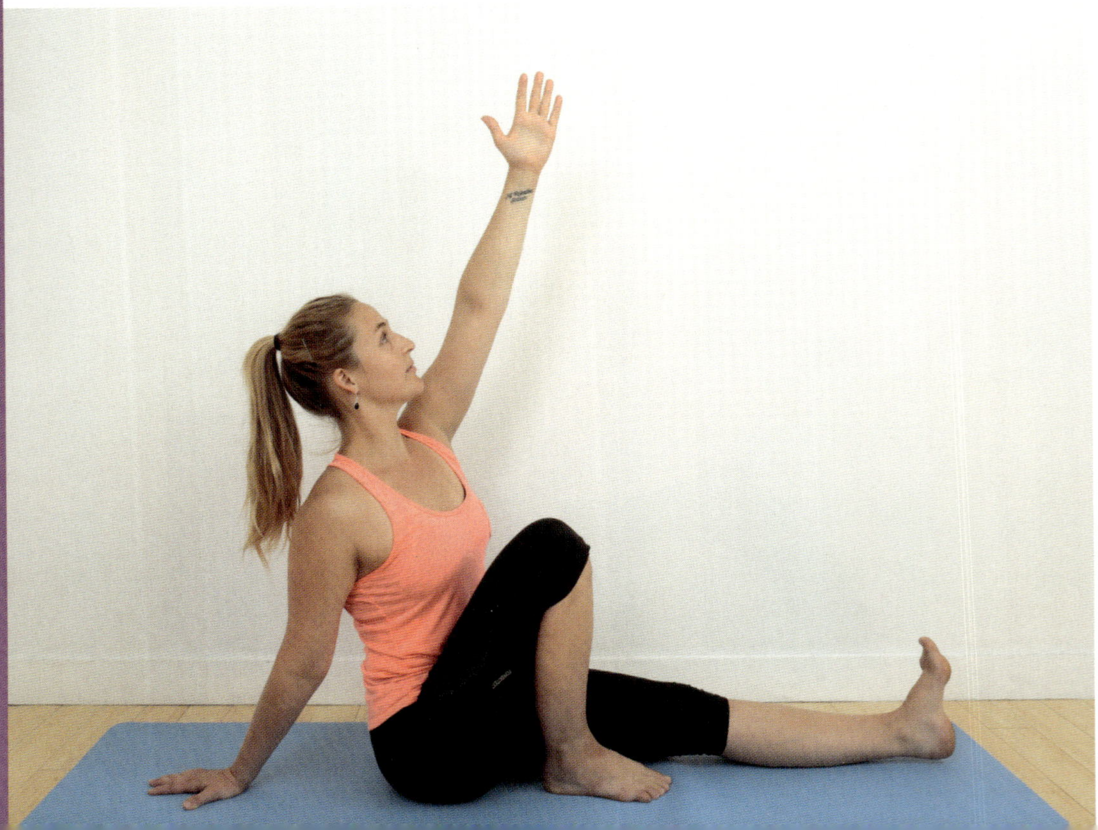

4. Sur une expiration, ramenez la tête vers l'avant et sur une inspiration, revenez doucement de face en allongeant la jambe droite.

5. Faites de même à gauche.

Veillez à ne pas enrouler le bas de votre dos et à ne pas vous pencher en arrière.

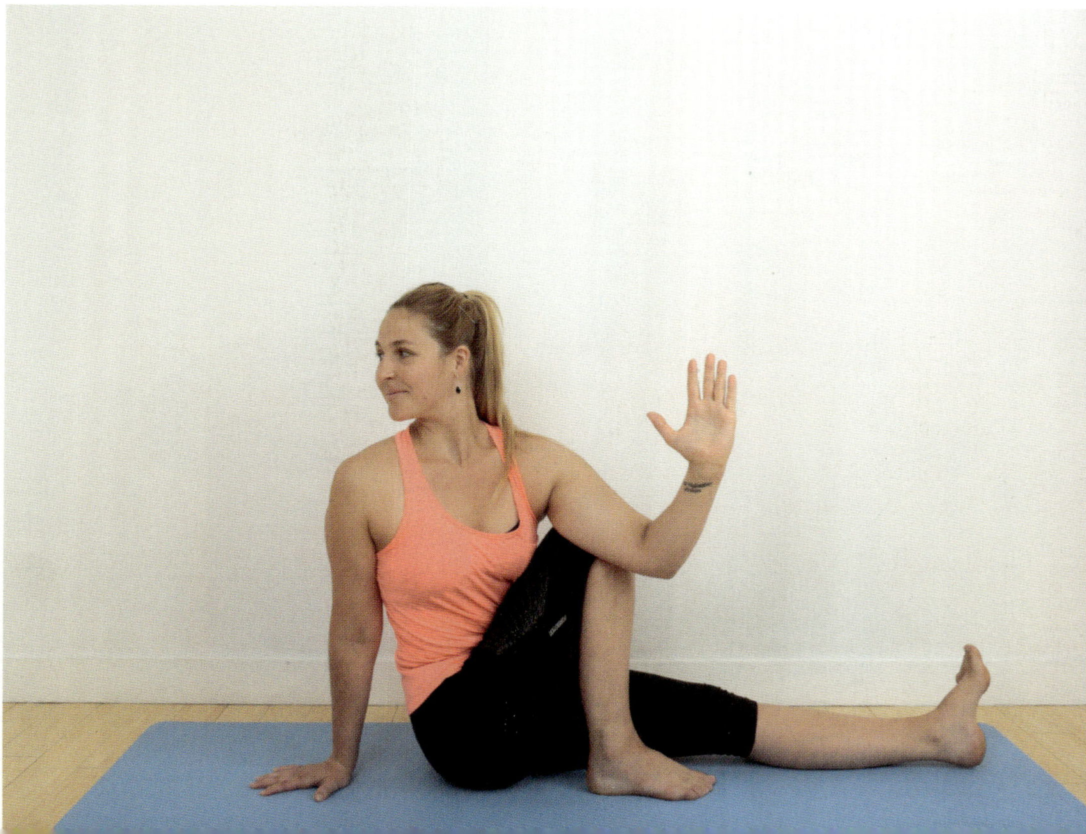

Demi-posture de la planche ascendante - Purvottanasana

1. Installez-vous dans la posture du bâton et placez vos mains 20 cm derrière vos hanches avec les doigts en direction des pieds.

2. Pliez les genoux. À l'inspiration, resserrez vos omoplates vers le bas du dos et l'arrière.

3. À l'expiration, poussez vos genoux vers l'avant et décollez les fesses du sol pour avoir le bassin à l'horizontale. Poussez votre pubis vers le ciel (voir photo ci-dessous).

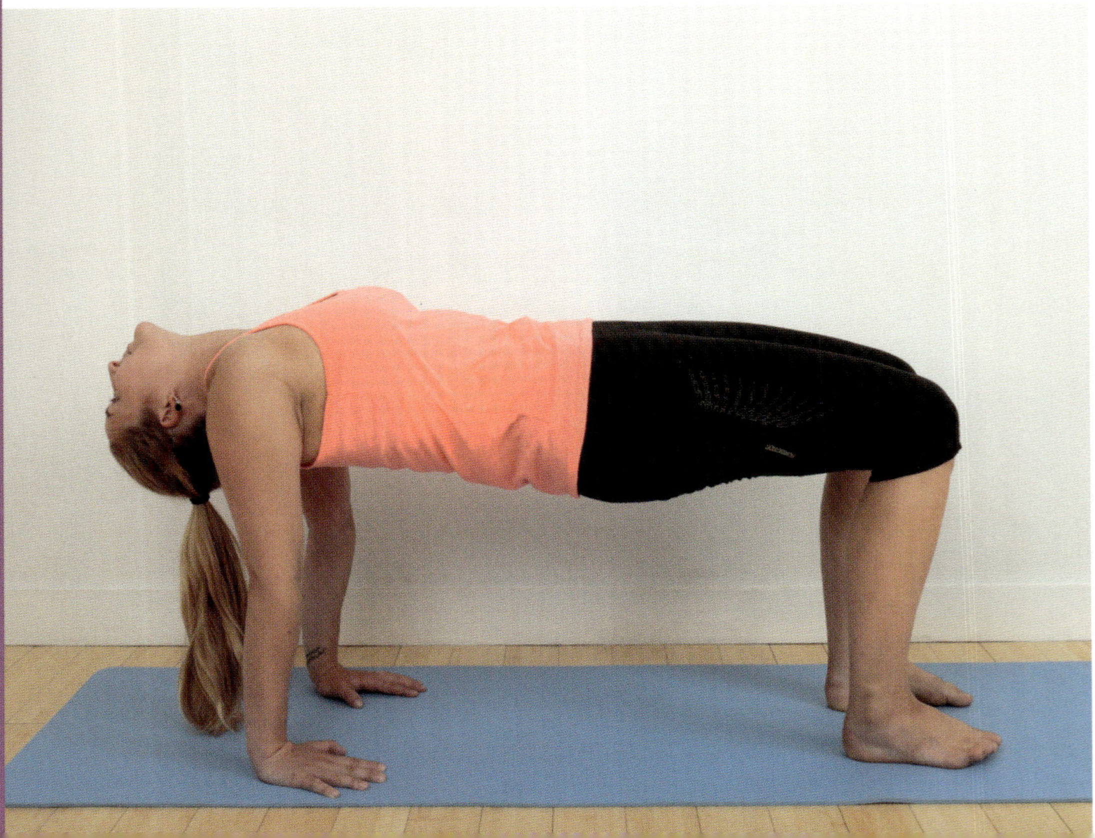

4. Relâchez la tête en arrière sauf si vous avez des douleurs cervicales. Dans ce cas, vous regardez votre nombril (voir photo ci-dessous).

5. Maintenez la posture 30 secondes, puis reposez le bassin et revenez dans la posture du bâton.

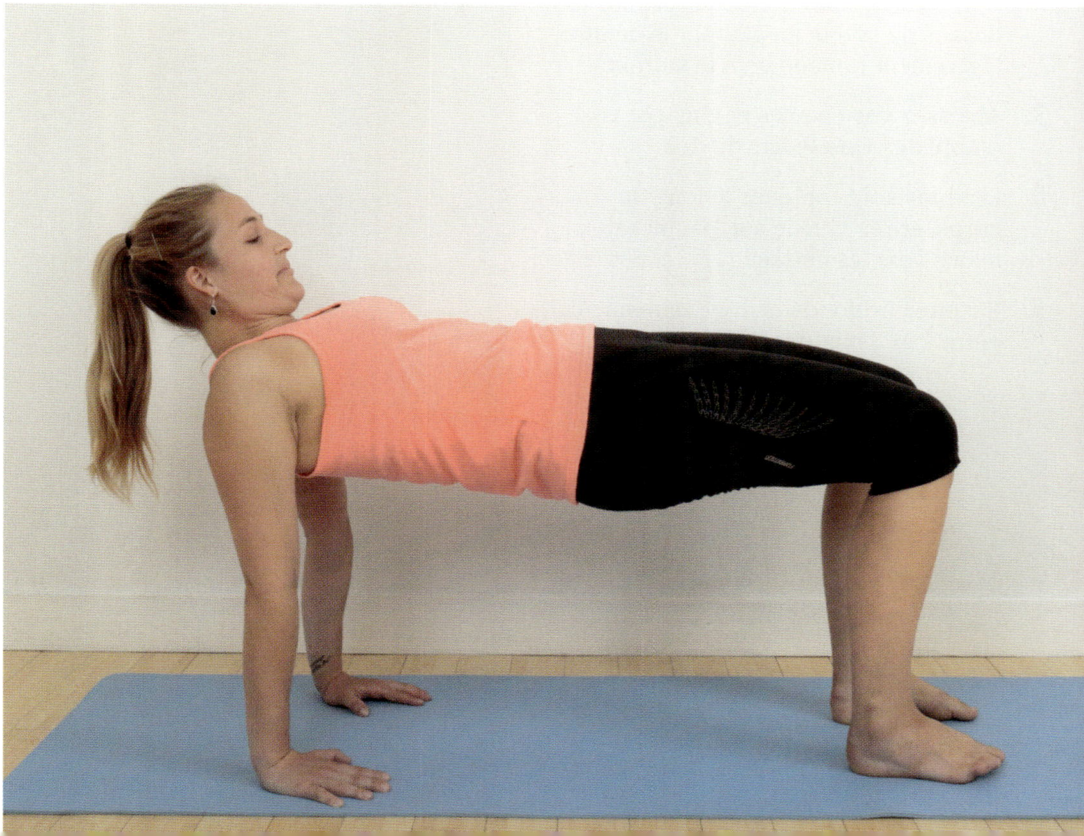

Les postures de base debout

Posture de la prière - Samasthiti

C'est la posture de référence debout.

1. Debout, les gros orteils joints et les talons légèrement écartés afin d'avoir les bords extérieurs des pieds parallèles.
2. Étirez votre colonne vertébrale par le dessus de la tête en gardant le menton légèrement ramené vers le sternum.
3. Abaissez vos épaules et engagez vos omoplates vers le bas du dos.
4. Les bras sont toniques le long du corps, étirés vers le sol, paumes des mains vers les cuisses.
5. Respirez profondément et calmement entre 1 et 3 minutes.

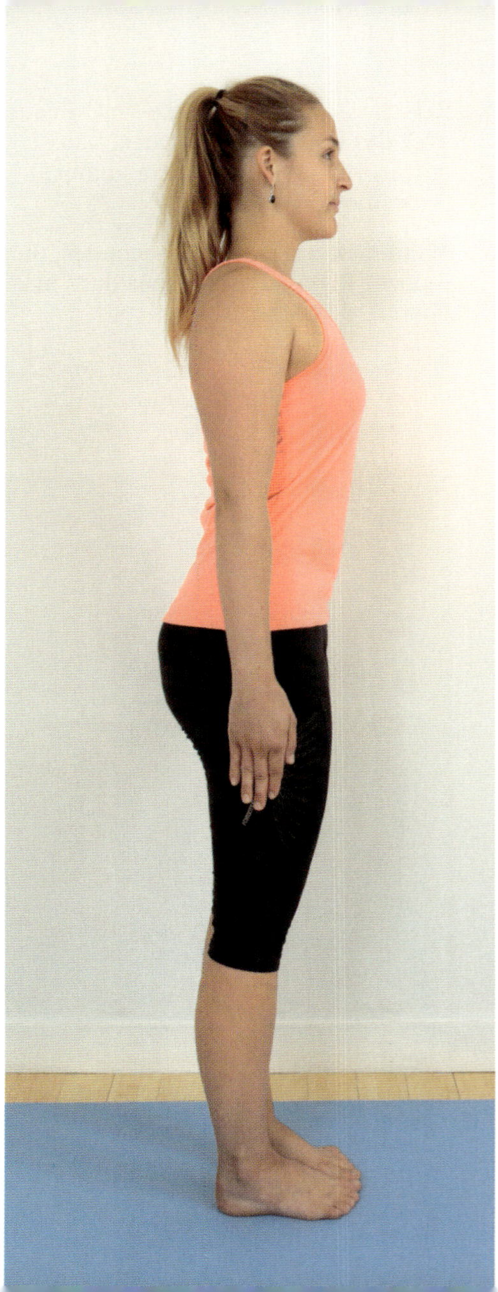

Posture du chien tête en bas - Adho Mukha Svanasana

1. Placez-vous à quatre pattes. Sur l'inspiration, faites le dos creux.
2. Sur l'expiration, poussez vos ischions (petits os pointus des fesses) vers le plafond en tendant vos jambes. Engagez vos omoplates vers le bas du dos, appuyez sur toute la main. Regardez entre vos pieds (voir photo).
3. À l'inspiration, revenez à quatre pattes.
4. Sur l'expiration suivante, retournez en chien tête en bas et maintenez la posture 30 secondes à 1 minute.

Veillez à conserver l'écartement des pieds de la largeur du bassin et les bords extérieurs de ceux-ci parallèles entre eux.

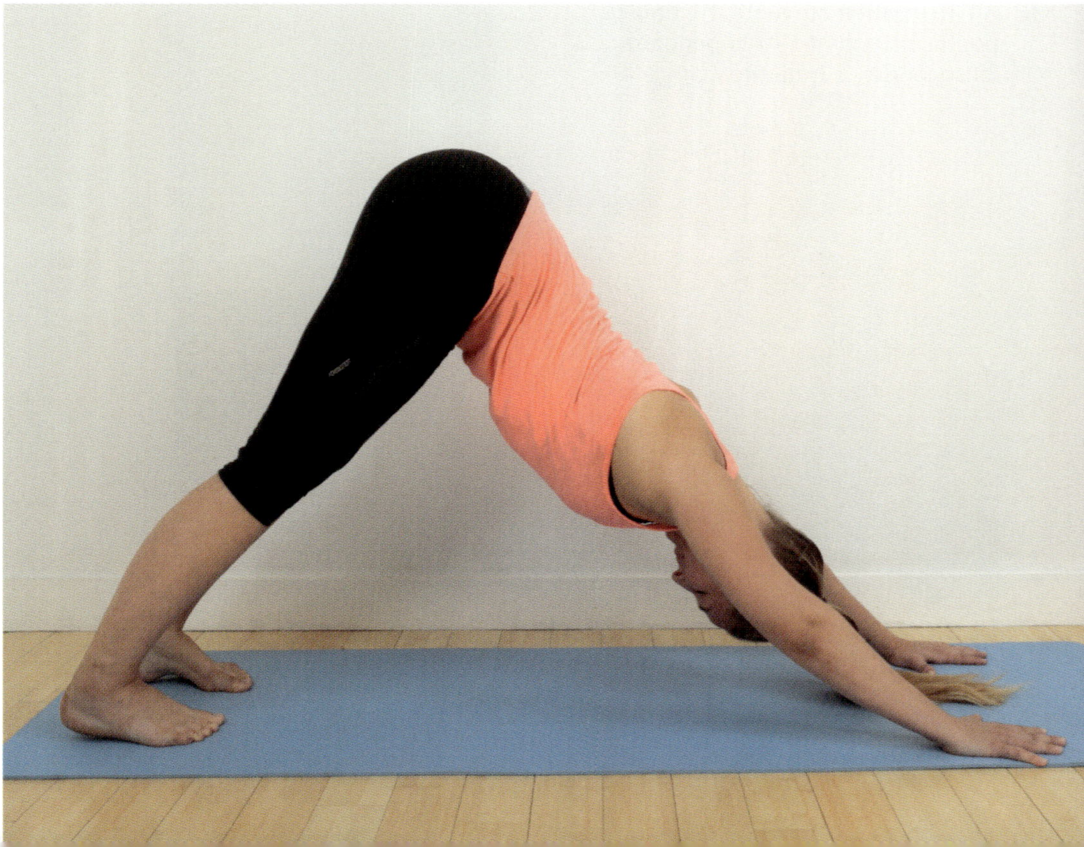

Posture de la chaise - Utkatasana

1. De votre Samasthiti, pliez les genoux à 45° en inspirant, comme pour venir vous asseoir sur une chaise. En même temps levez les bras vers le ciel en gardant les omoplates et les épaules basses et levez le regard vers vos mains (voir photo).
2. Redressez-vous en expirant.
3. À l'inspiration suivante, répétez la posture et maintenez-la pendant 30 secondes à 1 minute.

Veillez à ne pas casser votre nuque en levant le regard vers le ciel.

Pensez à engager votre périnée et votre transverse afin de ne pas creuser le bas du dos.

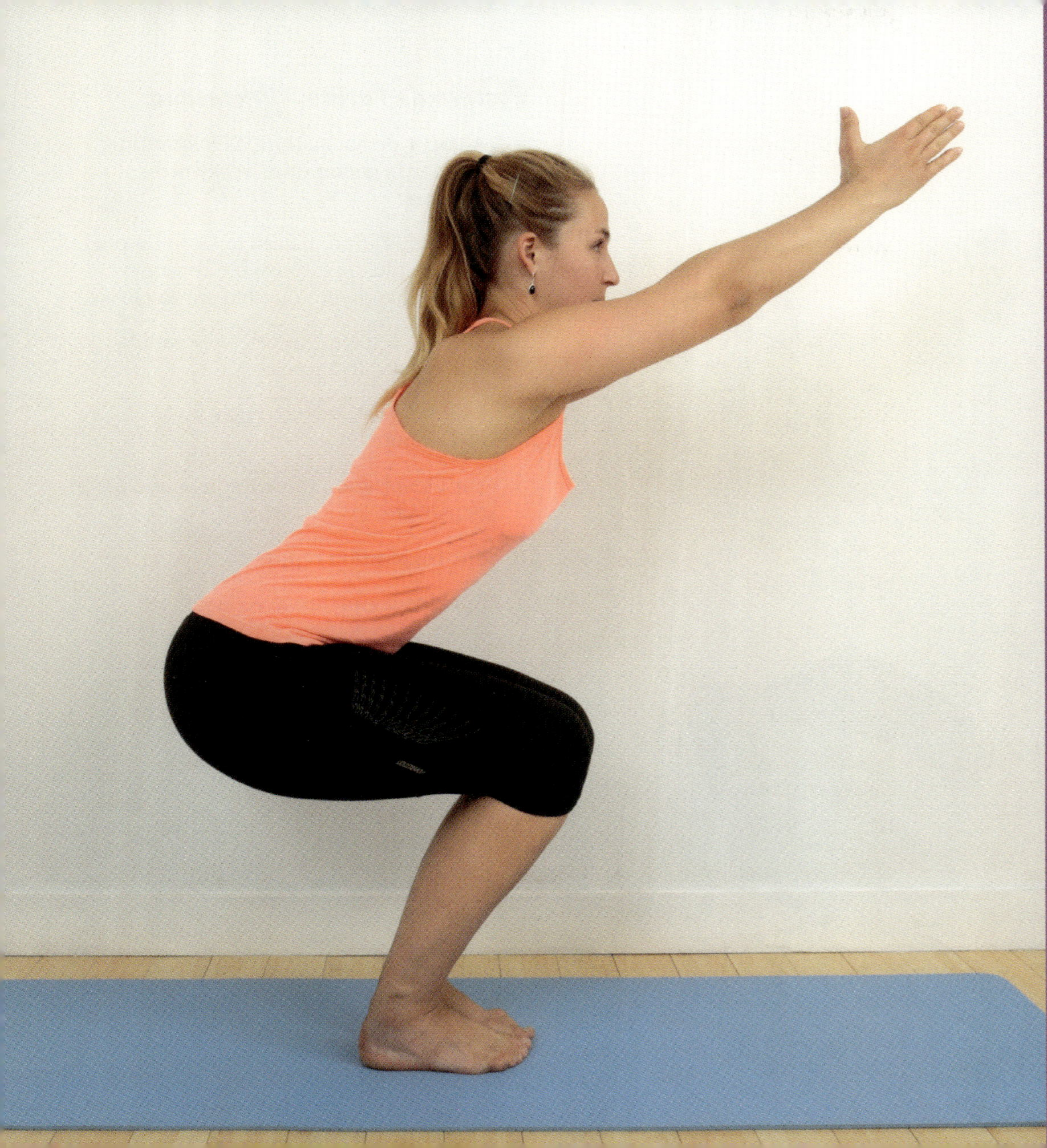

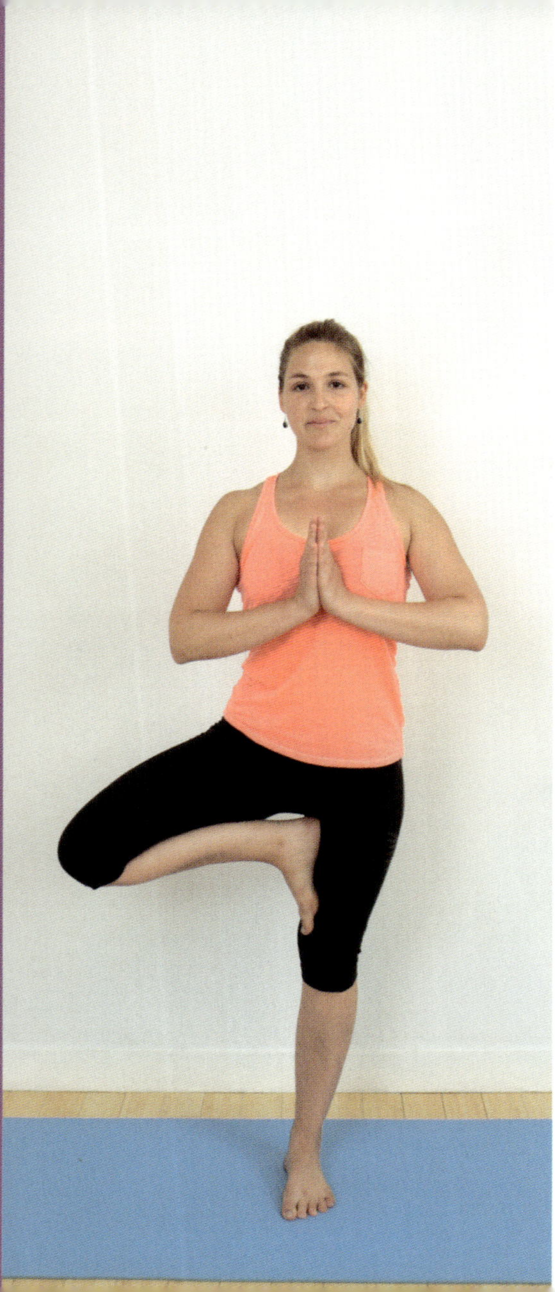

Posture de l'arbre - Vrksasana

1. À partir de Samasthiti, à l'inspiration, montez le genou droit vers votre poitrine.
2. Sur l'expiration, placez le talon du pied droit le plus près possible de votre pubis et la plante du pied sur la cuisse.
3. Placez les mains en prière devant la poitrine (voir photo).
4. Maintenez la posture entre 30 secondes et 1 minute.
5. Sur l'inspiration ramenez la jambe pliée dans l'axe.
6. Sur l'expiration reposez le pied au sol.
7. Répétez la posture avec la jambe gauche.

Veillez à maintenir l'allongement de votre colonne vertébrale.

Posture de la flexion avant jambes écartées - Prasarita Padottanasana

1. De la position Samasthiti, écartez les pieds d'1 mètre l'un de l'autre, les mains à la taille.

2. Sur l'inspiration, étirez la colonne vertébrale vers l'arrière et penchez-vous en avant. Placez vos mains à plat au sol écartées de la largeur des épaules, les talons des mains sur la ligne des talons des pieds (voir photo). Si vous n'arrivez pas à mettre les mains au sol, pliez les genoux en les gardant légèrement ouverts vers l'extérieur.

3. À l'expiration, étirez votre dos et votre tête vers le sol. Maintenez la posture entre 30 secondes et 1 minute.

4. Sur une inspiration, redressez-vous.

5. Revenez en Samasthiti sur une expiration et l'appui sur l'avant de vos pieds.

Veillez à garder le dos le plus droit possible et l'appui sur l'avant de vos pieds.

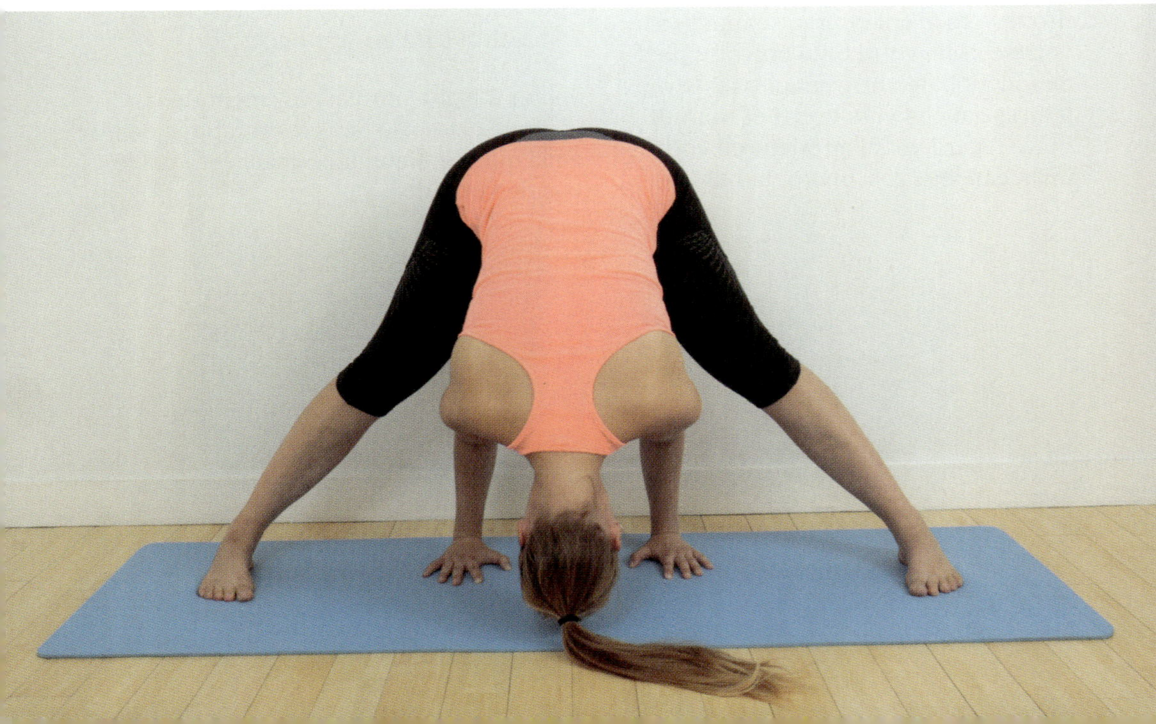

Posture du triangle - Uthita Trikonasana

De la position en Samasthiti, sur l'inspiration, écartez les jambes dans la largeur, ouvrez le pied droit vers l'avant et rentrez légèrement la pointe de pied gauche.

1. Sur l'expiration, levez vos bras sur les côtés.
2. Sur l'inspiration, étirez votre colonne par le bras droit au maximum afin de dégager votre taille (voir photo du haut).
3. À l'expiration, descendez la main droite vers le sol et prenez appui sur votre cuisse, votre tibia ou votre pied en fonction de votre souplesse. Levez le bras gauche vers le ciel et tournez votre regard vers l'intérieur de votre main gauche (voir photo du bas).
4. Maintenez la posture 30 secondes à 1 minute.
5. À la fin de la dernière expiration, regardez le sol.
6. Redressez-vous sur l'inspiration par la force du bras gauche.
7. Sur l'expiration, tournez vos pieds vers la gauche en gardant les bras écartés.
8. À l'inspiration, entrez dans la posture à gauche.

Pour sortir de cette posture, revenez en Samasthiti sur l'expiration.

Veillez à maintenir l'allongement de la colonne cervicale dans les rotations de tête ainsi que les omoplates engagées vers le bas de votre dos.

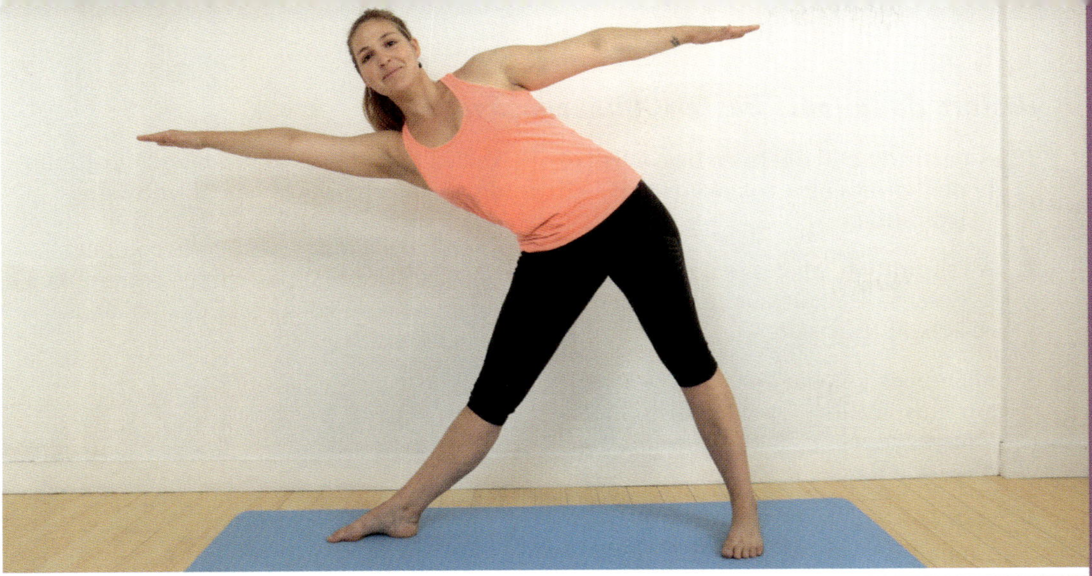

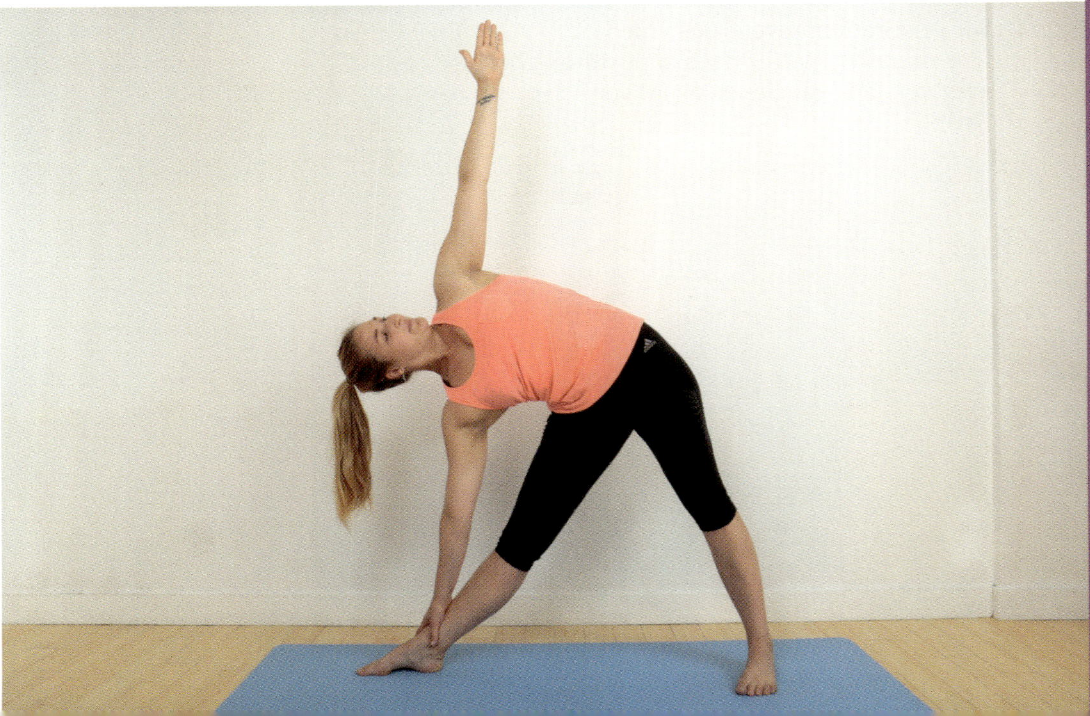

Posture de la fente basse - Anjaneyasana

1. À partir du chien tête en bas, avancez le pied droit entre vos mains sur l'inspiration.
2. À l'expiration, placez le genou et le dessus du pied gauche au sol en relâchant les fessiers.
3. Maintenez vos bandhas engagés et sur l'inspiration, levez les bras, mains jointes, vers le ciel. Regardez en direction de vos mains (voir photo).
4. Maintenez la posture 30 secondes à 1 minute.
5. Sur l'expiration, revenez en chien tête en bas et rentrez dans la posture avec la jambe gauche en avant sur l'inspiration.

Veillez à garder le ventre bien engagé afin de ne pas creuser le bas de votre dos.

Cherchez l'allongement de la colonne cervicale pour ne pas casser votre nuque, sous peine de vous créer des tensions cervicales.

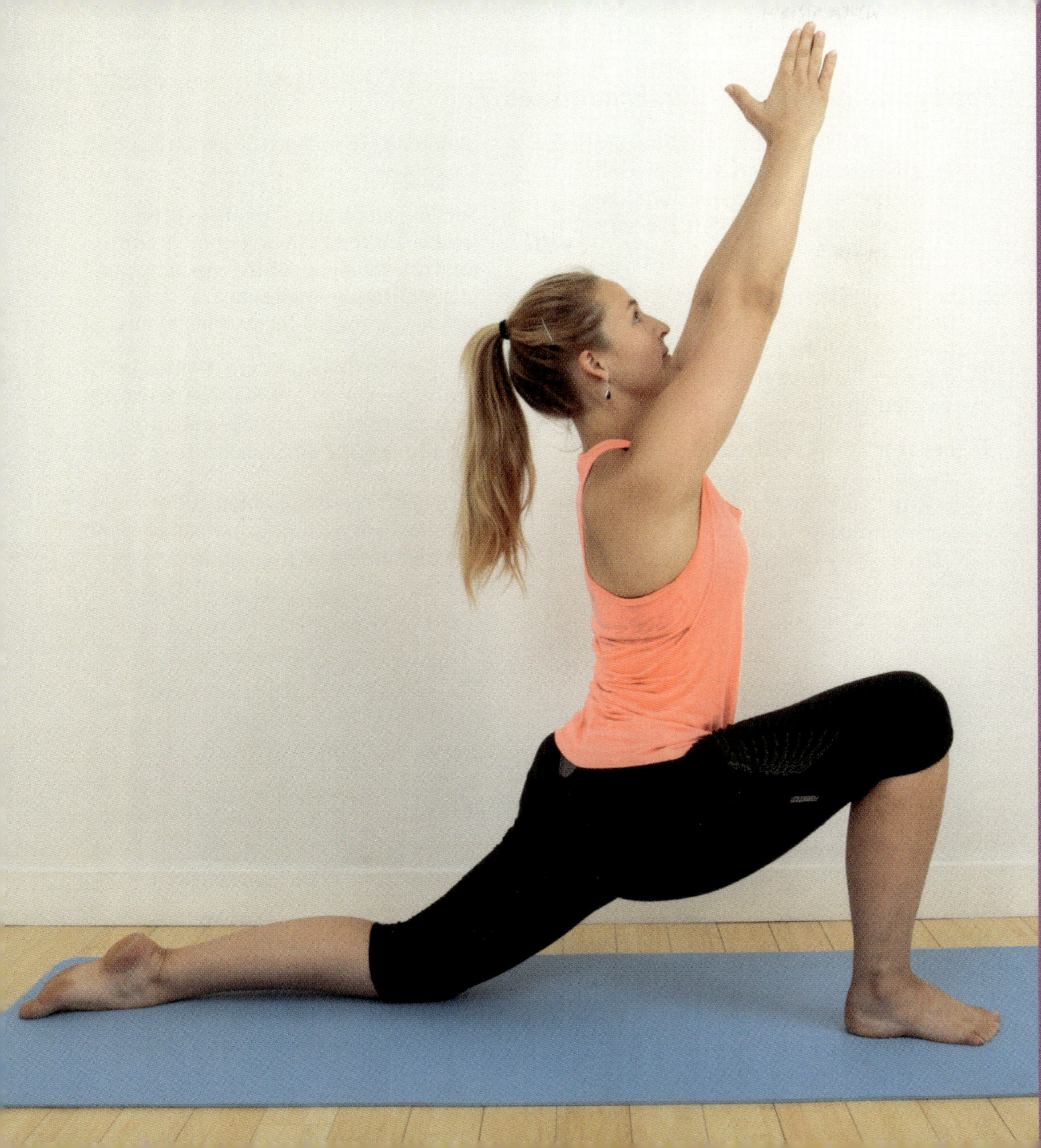

Posture du guerrier 1 - Virabhadrasana 1

1. À partir du Samasthiti, sur l'inspiration, écartez les pieds. Ouvrez le pied droit et maintenez l'alignement du talon droit avec le talon gauche. Placez votre bassin de face.

2. Sur l'expiration, pliez le genou droit pour qu'il se place au-dessus du pied droit en gardant le tibia vertical. Veillez à garder l'appui sur le bord extérieur du pied gauche.

3. Levez les bras vers le ciel en pressant les paumes de vos mains l'une contre l'autre et regardez vos mains (voir photo).

4. Maintenez la posture 30 secondes à 1 minute.

5. Sur une inspiration, tendez votre jambe droite et faites un demi-tour. Rentrez dans la posture à gauche sur une expiration. Maintenez, si vous le pouvez, le regard fixé sur les mains.

6. Pour sortir de la posture, tendez la jambe gauche et par la force des pieds dans le sol revenez sur le côté pour ensuite revenir en Samasthiti.

Veillez à garder le bassin bien de face et vos bandhas engagés pour ne pas cambrer le dos et ne pas casser la nuque.

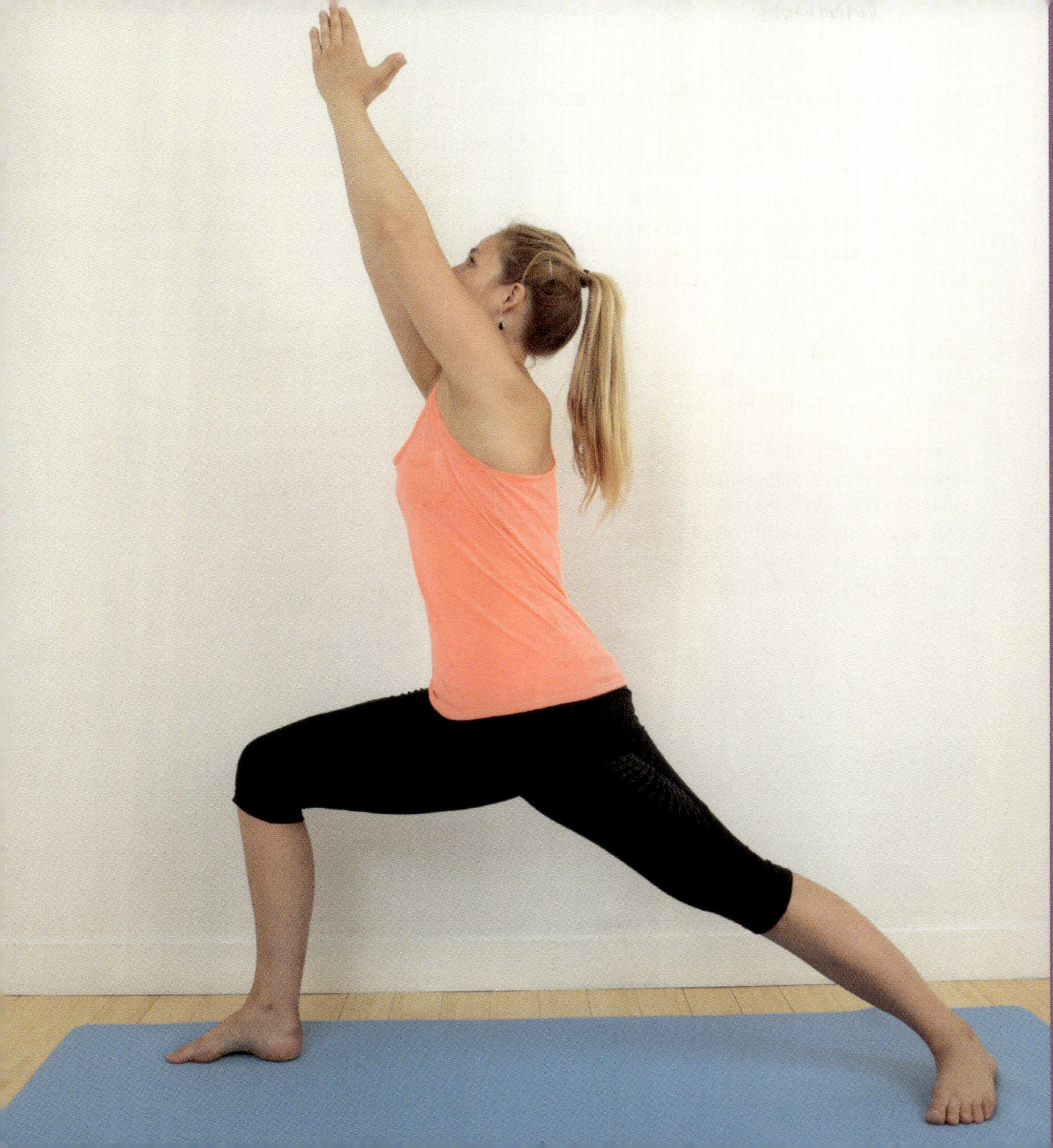

Posture du guerrier 2 - Virabhadrasana 2

1. À partir du Samasthiti, écartez sur l'inspiration les pieds d'environ 1 mètre ou plus selon la taille de vos jambes. Ouvrez le pied droit et maintenez l'alignement du talon droit avec le talon gauche et écartez vos bras sur les côtés.
2. Sur l'expiration, pliez le genou droit pour qu'il se place au-dessus du pied droit en gardant le tibia vertical.
3. Maintenez le bassin bien ouvert et regardez dans l'axe du majeur de la main droite. Ayez l'envie de presser l'air avec vos bras afin de tonifier les muscles de l'arrière de vos bras (voir photo).
4. Maintenez la posture 30 secondes à 1 minute. Sur une expiration, allongez votre jambe droite et pivotez vos pieds pour rentrer dans la posture à gauche. Maintenez cette fois le regard dans l'axe du majeur de la main gauche.
5. Pour sortir de la posture, allongez la jambe gauche et pivotez vos pieds. Sur une expiration, revenez en Samasthiti.

Veillez à garder vos bandhas bien engagés pour ne pas creuser le dos et abaissez bien vos épaules et vos omoplates. Ne laissez pas le pied de la jambe tendue se décoller.

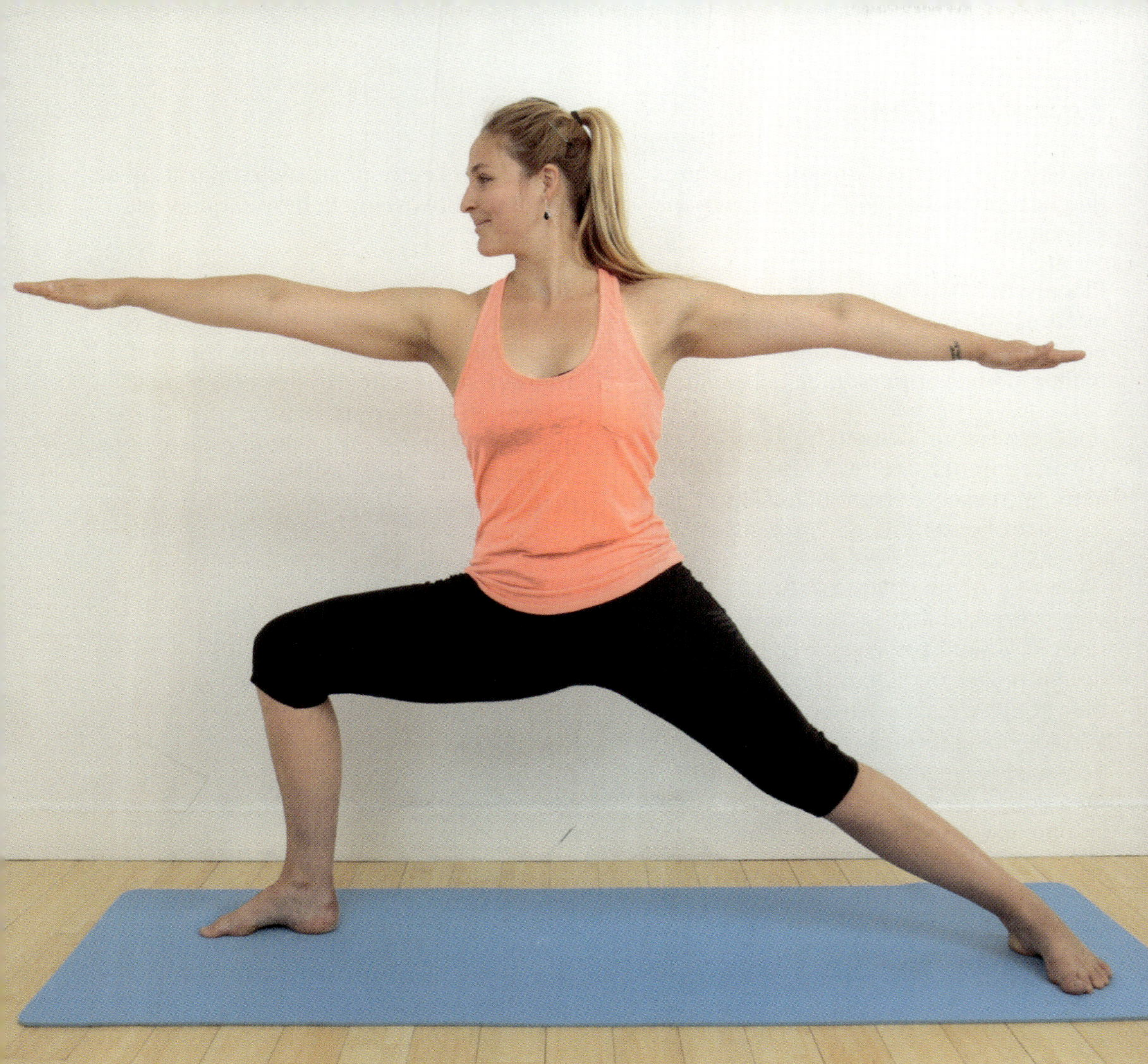

La relaxation

Après avoir pratiqué quelques postures de yoga, pensez toujours à finir par une relaxation.

Placez-vous dans la posture du cadavre et étirez-vous avec les jambes et les bras en arrière. Lâchez vos bandhas, soufflez, bâillez si vous en ressentez le besoin.

Replacez tranquillement les bras le long du corps, reprenez une respiration calme et lente, et ressentez tranquillement et sans jugement l'ensemble de votre corps.

Passez en revue chaque partie de votre corps, chaque articulation, muscle… Sentez si vous avez des zones douloureuses ou au contraire des zones plus souples sans porter de jugement sur vos observations. Vous n'avez pas de pensées négatives et vous ne songez qu'à vous et à votre corps en percevant comment vous vous sentez dans le moment présent.

Restez dans cette posture de relaxation de 5 à 10 minutes selon le besoin que vous ressentez.

Étirez-vous à nouveau avec les bras à l'arrière de la tête. Puis pliez vos jambes doucement en gardant vos pieds au sol. Tournez sur le côté droit et venez vous asseoir en tailleur ; ressentez votre corps quelques minutes en position assise. Vous pourrez alors vous mettre debout tout doucement.

Chapitre 2

Je veux progresser

L'échauffement

Tout exercice physique requiert un échauffement adéquat, et le yoga ne connaît pas une exception à cette règle.

L'objectif des exercices d'échauffement est d'augmenter, grâce à votre respiration, la circulation sanguine dans les parties de votre corps que vous allez utiliser, et aussi de vous rendre plus conscient de ces parties de votre moi physique.

Ce qui différencie l'échauffement de yoga des autres échauffements, c'est que celui-ci est exécuté lentement et de manière délibérée, avec la respiration consciente et l'attention.

Les postures d'échauffement de yoga sont aussi appelées postures de préparation.

Vous trouverez ici deux types d'échauffements, l'un assis et l'autre debout. Vous pouvez alterner entre ces deux méthodes selon vos envies et vos difficultés à les réaliser.

Échauffement assis

Asseyez-vous en tailleur ou en posture facile, le dos bien droit, en ayant dégagé la chair de vos fessiers pour être bien assis sur vos ischions.

Prenez le temps nécessaire pour souffler, puis tranquillement caler votre respiration et engager vos bandhas : périnée et ventre.

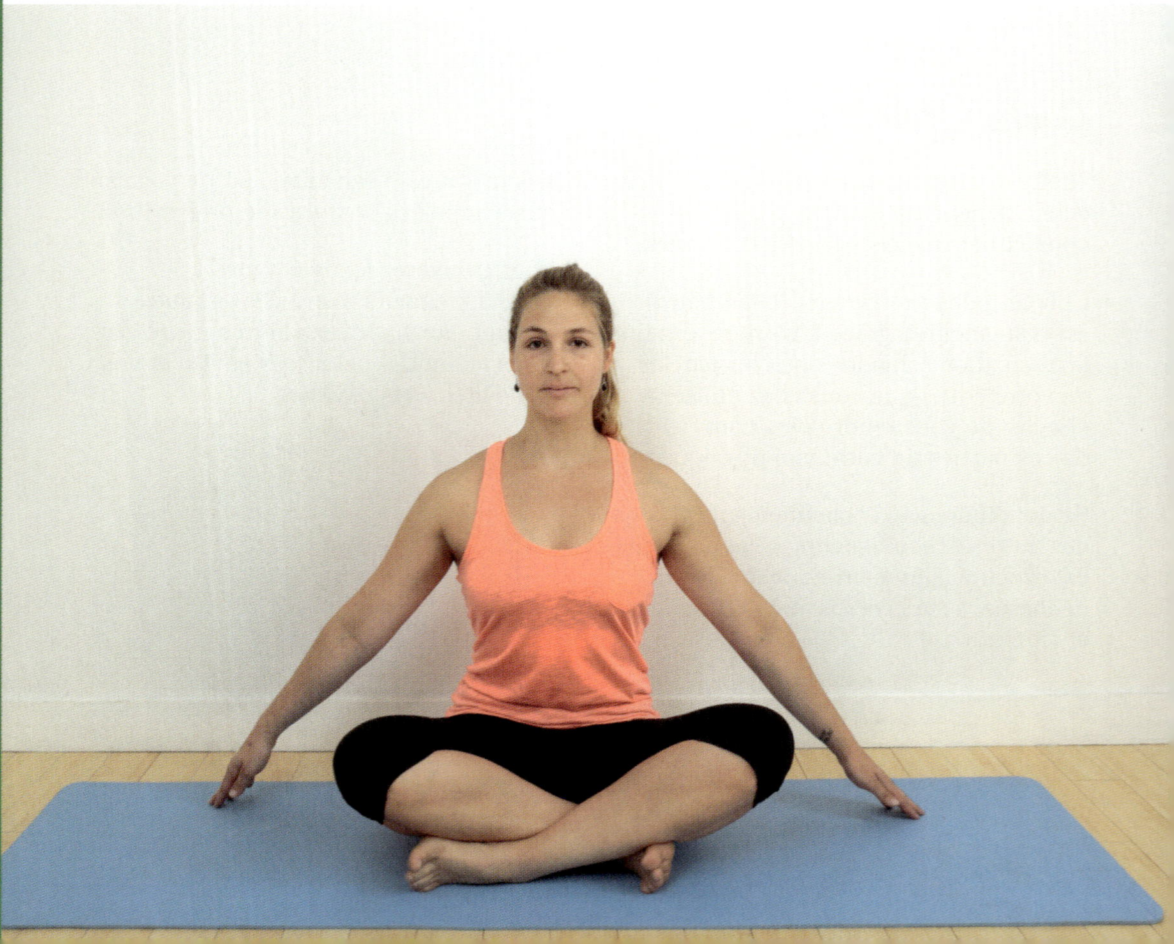

Une fois bien prêt et centré sur vous, inspirez et montez les bras tendus vers le ciel. À l'expiration, descendez les bras bien tendus vers le sol, puis recommencez 5 fois. À la cinquième fois, gardez les bras tendus vers le ciel et descendez-les devant vous vers le sol sur l'expiration.

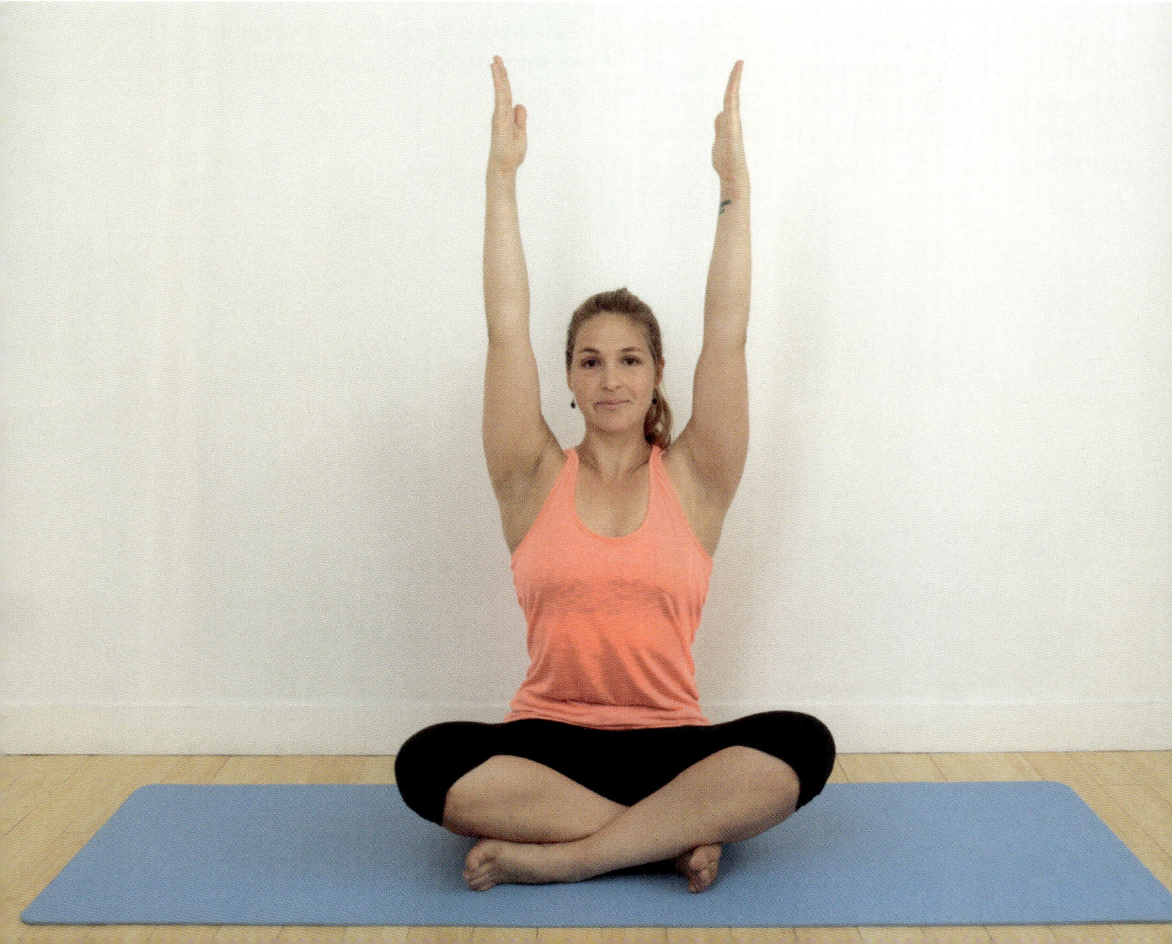

Cherchez à allonger votre colonne vertébrale en gardant vos omoplates bien engagées vers le bas de votre dos (voir photo ci-dessous). Restez 5 respirations, puis sur une inspiration, emmenez vos deux bras tendus vers la droite pour rester à nouveau 5 respirations en allongeant toujours le dos (voir photo ci-contre en haut). Sur la cinquième expiration, revenez au centre pour aller vers la gauche sur une inspiration (voir photo ci-contre en bas). Maintenez à nouveau 5 respirations, puis revenez au centre sur une expiration.

Cherchez à aller encore plus loin dans l'allongement du dos tout en maintenant vos omoplates en place.

Sur la cinquième inspiration, redressez-vous pour revenir assis, bras le long du corps.

Allongez-vous pour commencer votre pratique par les postures allongées, ou mettez-vous debout pour commencer la pratique debout par la salutation au soleil par exemple.

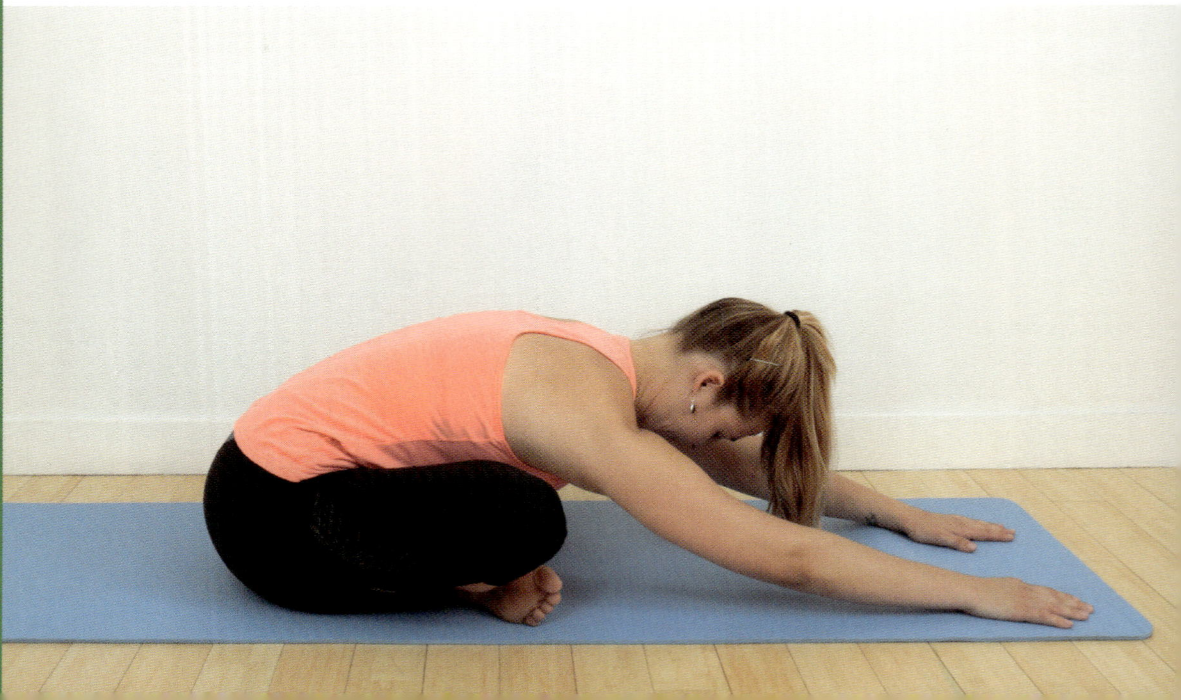

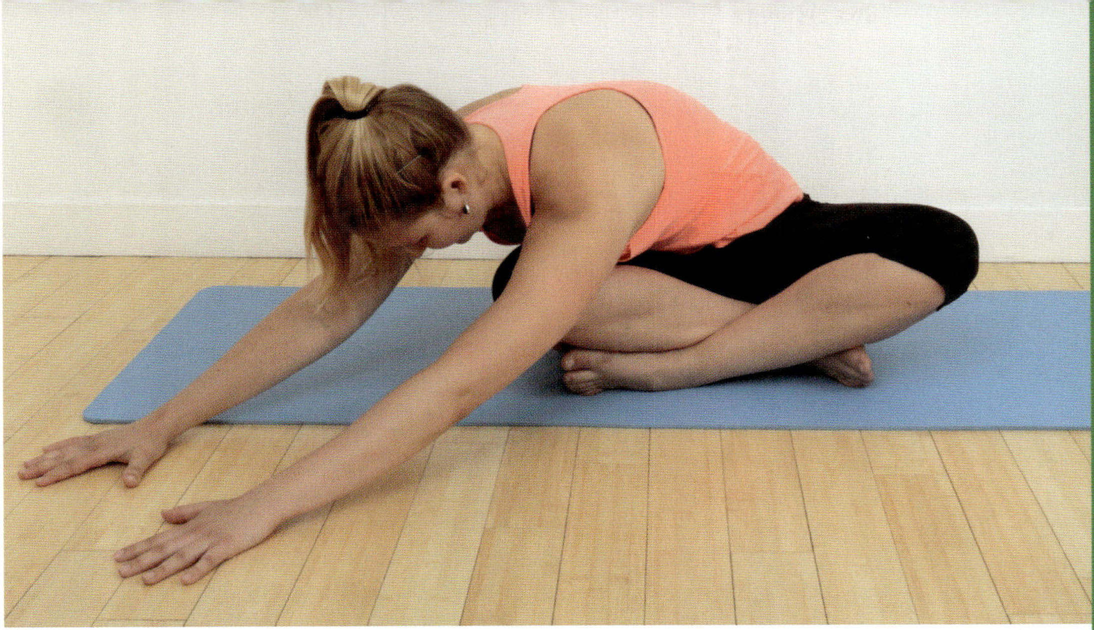

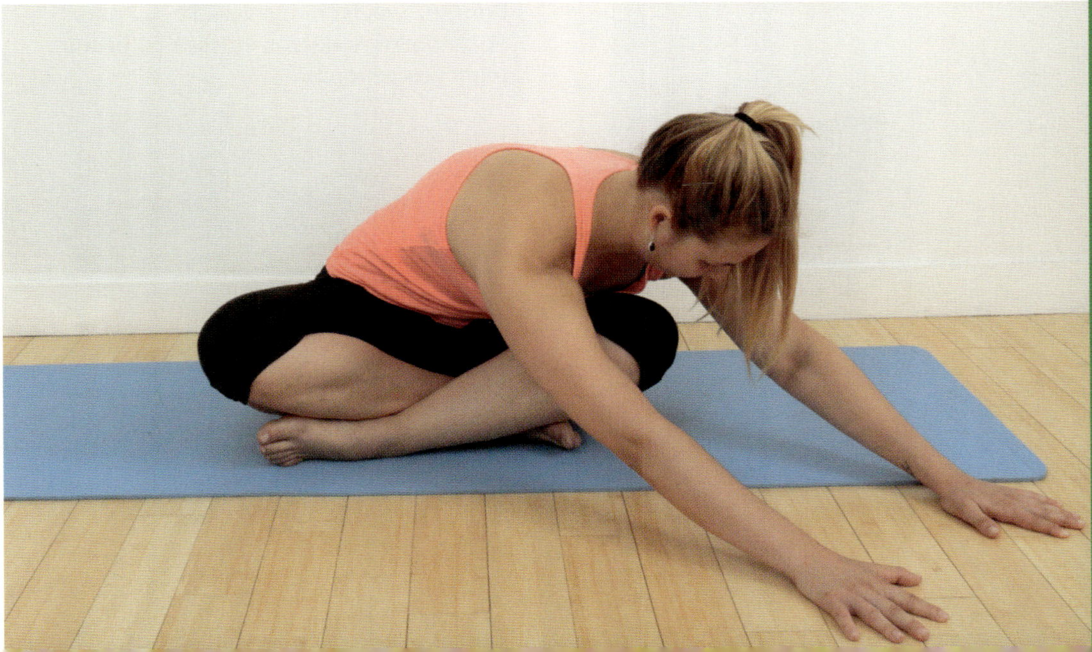

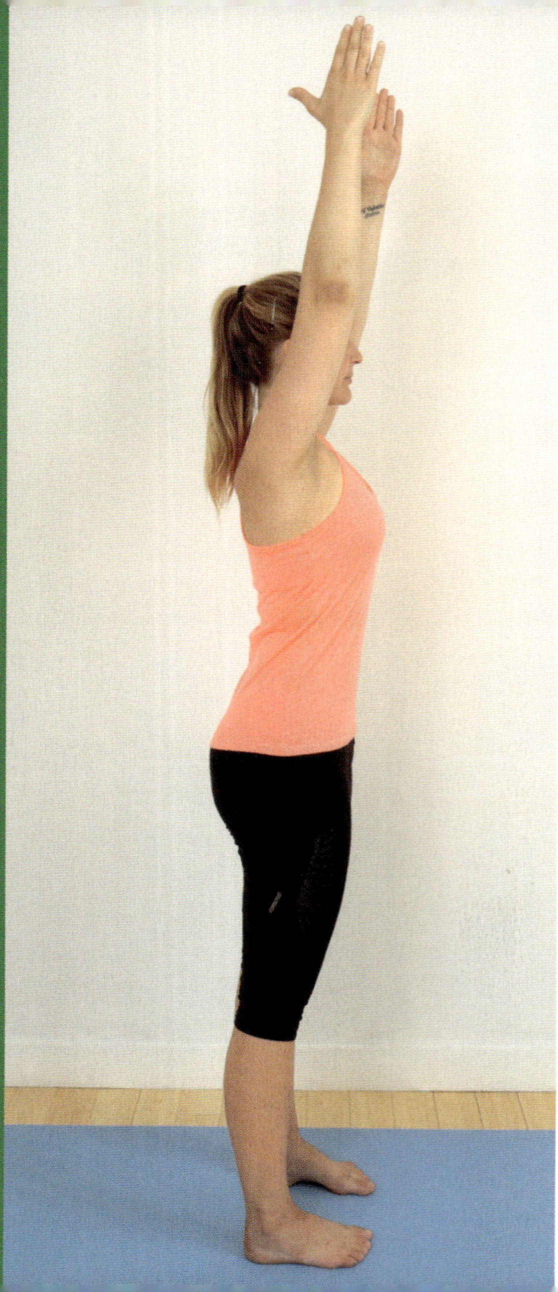

Échauffement debout

Placez-vous debout, pieds écartés de la largeur du bassin.

Comme expliqué précédemment, installez-vous dans votre pratique par la respiration et engagez vos bandhas. Une fois prêt, vous pouvez commencer l'échauffement.

Sur une inspiration, levez les bras tendus vers le ciel (voir photo de gauche). Sur l'expiration, penchez-vous en avant en étirant votre dos au maximum tout en gardant vos omoplates engagées vers le bas du dos (voir photo de droite).

Poussez vos ischions vers le ciel pour étirer l'arrière de vos cuisses. Si besoin, pliez vos genoux.

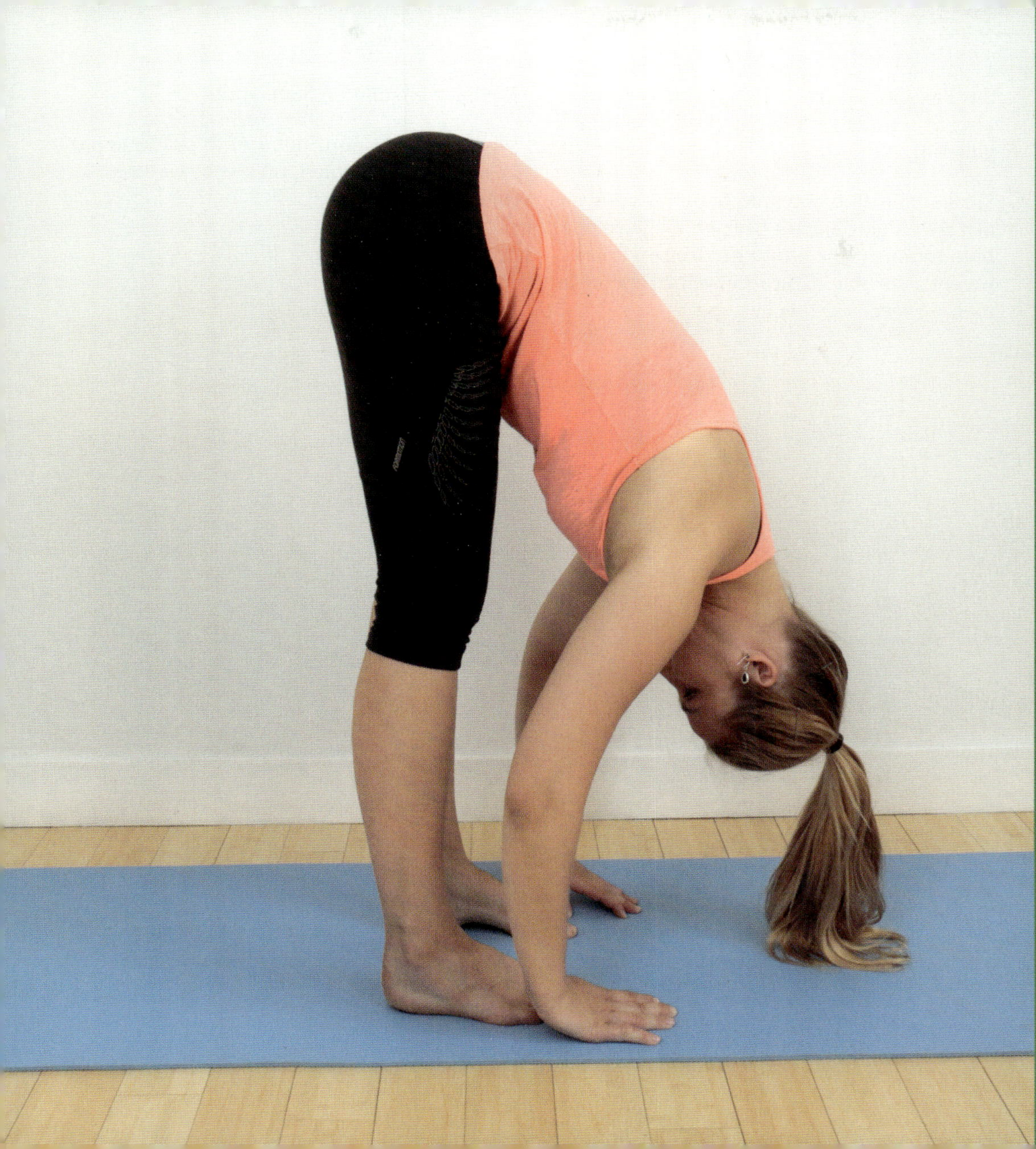

Sur l'expiration, revenez debout, dos droit et bras tendus vers le ciel (voir photo de gauche).

Sur l'inspiration suivante penchez-vous en arrière en gardant les bras et les genoux bien tendus (voir photo de droite). Puis revenez sur une expiration pour répéter le même exercice 5 fois.

Revenez ensuite en Samasthiti.

Vous êtes prêt pour débuter la pratique par la salutation au soleil, puis vos postures debout.

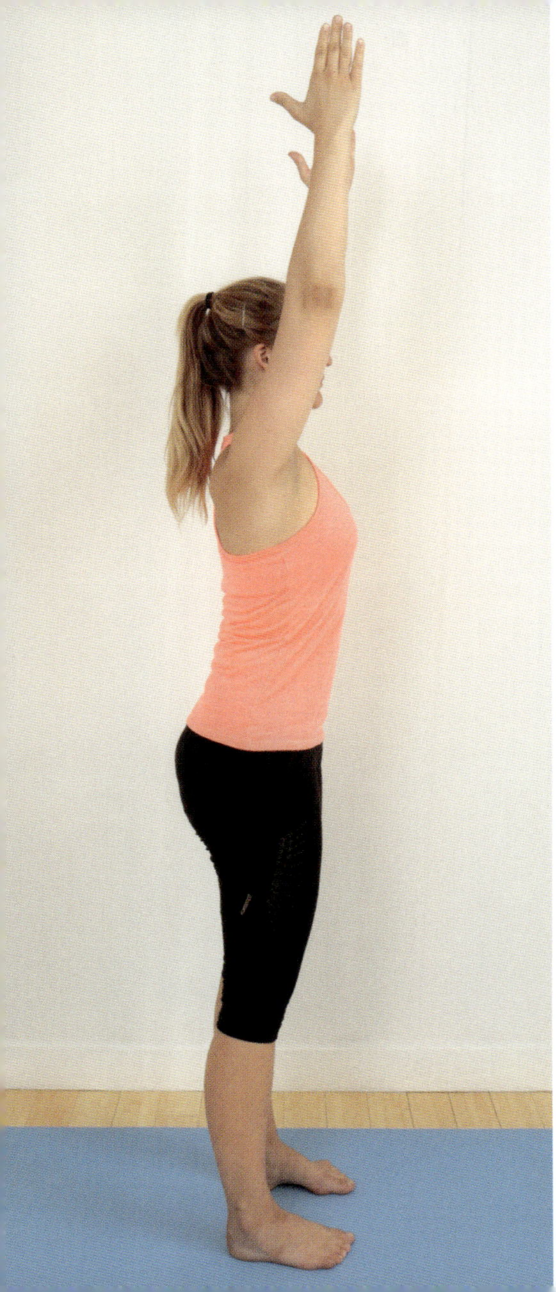

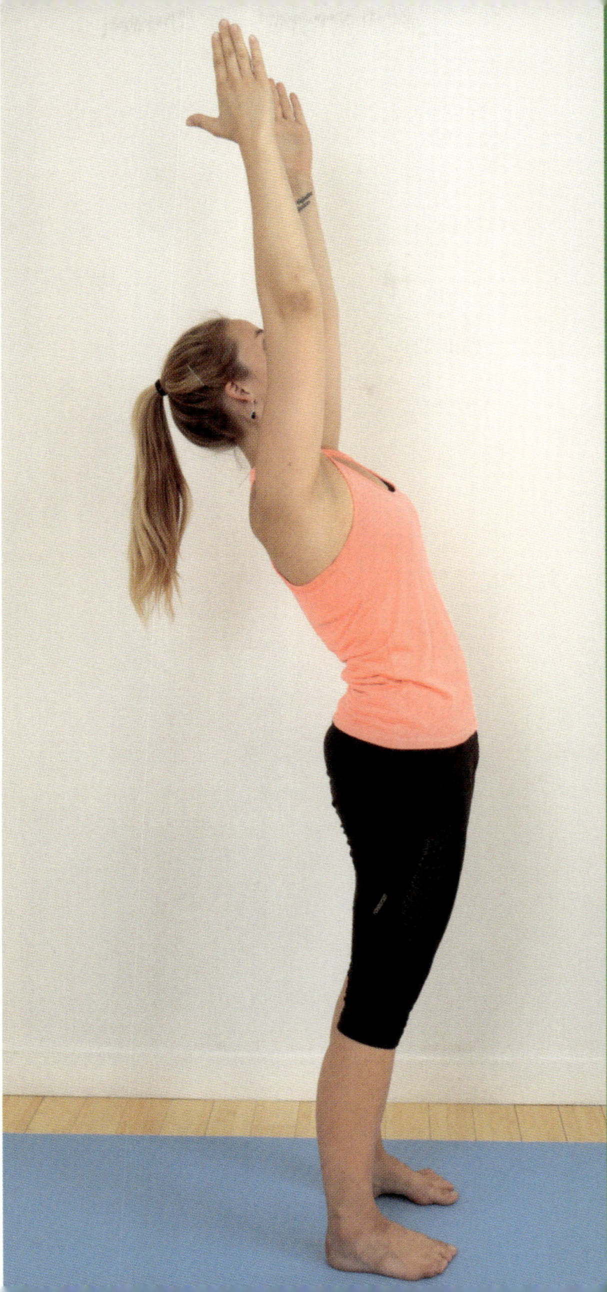

Ma première salutation au soleil - Suryanamaskar

La salutation au soleil est un enchaînement de postures. Celle que je vous propose ici n'est pas LA salutation au soleil mais UNE salutation au soleil, car il en existe plusieurs, toutes valides.

C'est un bon exercice de mise en route générale pour le matin. Elle est à répéter plusieurs fois afin de réveiller vos muscles et votre organisme. La salutation au soleil a une action globale et complète.

Elle va :

- renforcer et assouplir les muscles ;
- masser les viscères grâce aux ouvertures et fermetures de votre abdomen ;
- améliorer la circulation sanguine par les mouvements de contraction et d'étirement alternés des muscles du corps ;
- ventiler les poumons à fond ;
- oxygéner le sang et l'organisme ;
- augmenter l'activité cardiaque et donc la vascularisation sanguine ;
- donner de l'aisance aux postures de yoga mais aussi préparer à tous les sports…

Pour la pratiquer, vous n'avez pas besoin de matériel particulier, juste éventuellement d'un tapis de yoga. Vous pouvez l'exécuter tout au long de l'année, en intérieur comme en extérieur, seul ou à plusieurs, pendant la durée qui vous convient (3 à 10 minutes par jour) Les femmes enceintes pourront la faire jusqu'au début du cinquième mois de grossesse sur avis de leur médecin.

Idéalement une salutation au soleil se pratique le matin, à l'aube, mais vous pouvez aussi la réaliser en fin de journée afin de détendre votre corps et votre esprit, après une longue journée de travail.

On commence toujours une séance de yoga par quelques salutations au soleil. Ces dernières permettront de libérer et d'assouplir votre corps pour les postures à venir et de centrer votre esprit sur vous et votre organisme en synchronisant votre respiration sur ces différentes postures.

L'enchaînement :

1. Placez-vous en Samasthiti.

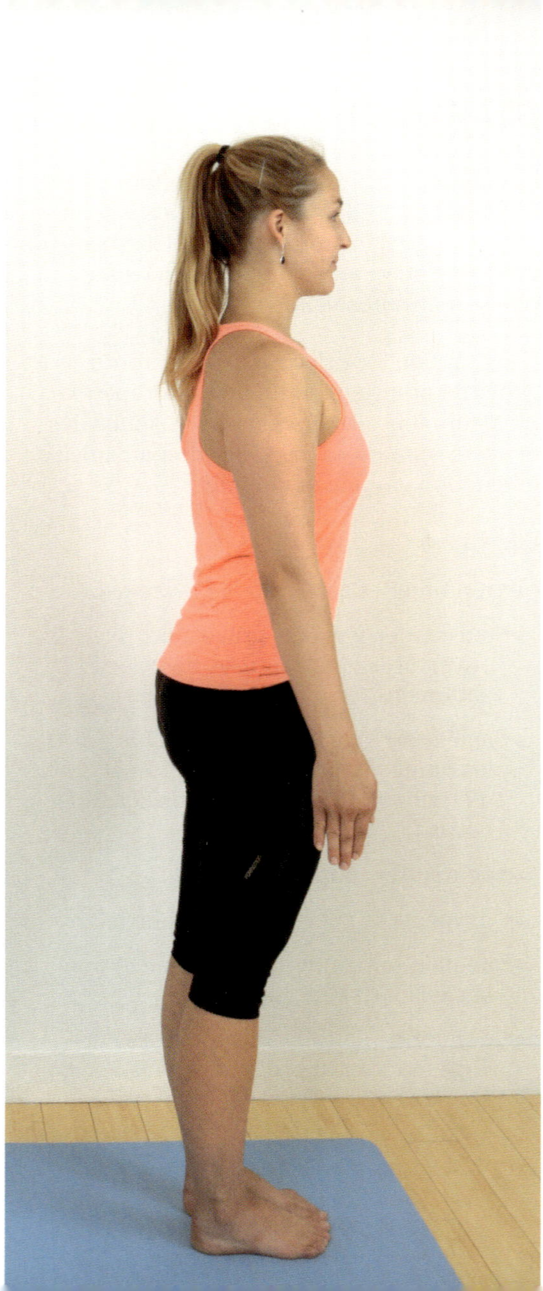

2. À l'inspiration, montez les mains, bras tendus vers le ciel paumes des mains face à face.

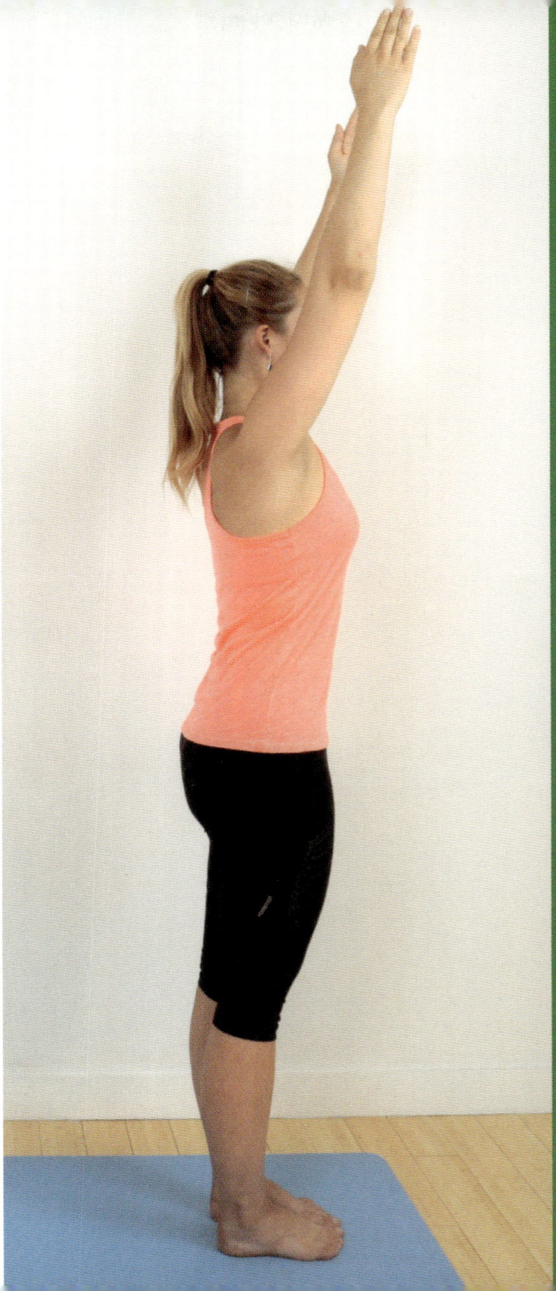

3. Sur l'apnée inspiratoire, penchez-vous légèrement en arrière avec les paumes vers l'avant.

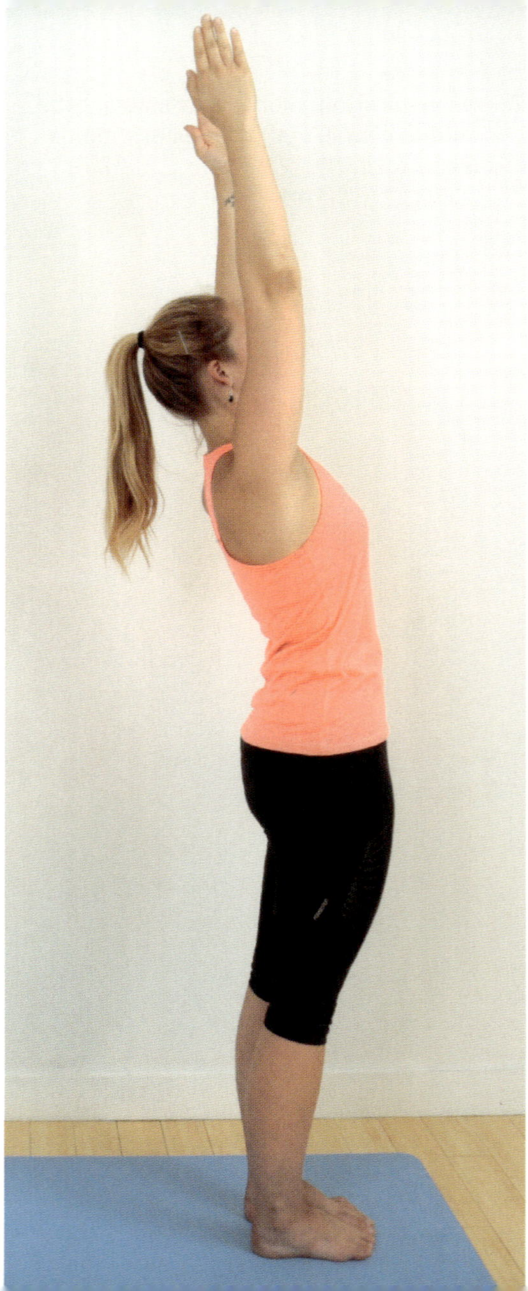

4. À l'expiration, penchez-vous en avant en étirant votre dos pour placer les mains au sol de chaque côté des pieds. Si vous n'arrivez pas à mettre les mains au sol, pliez les genoux.

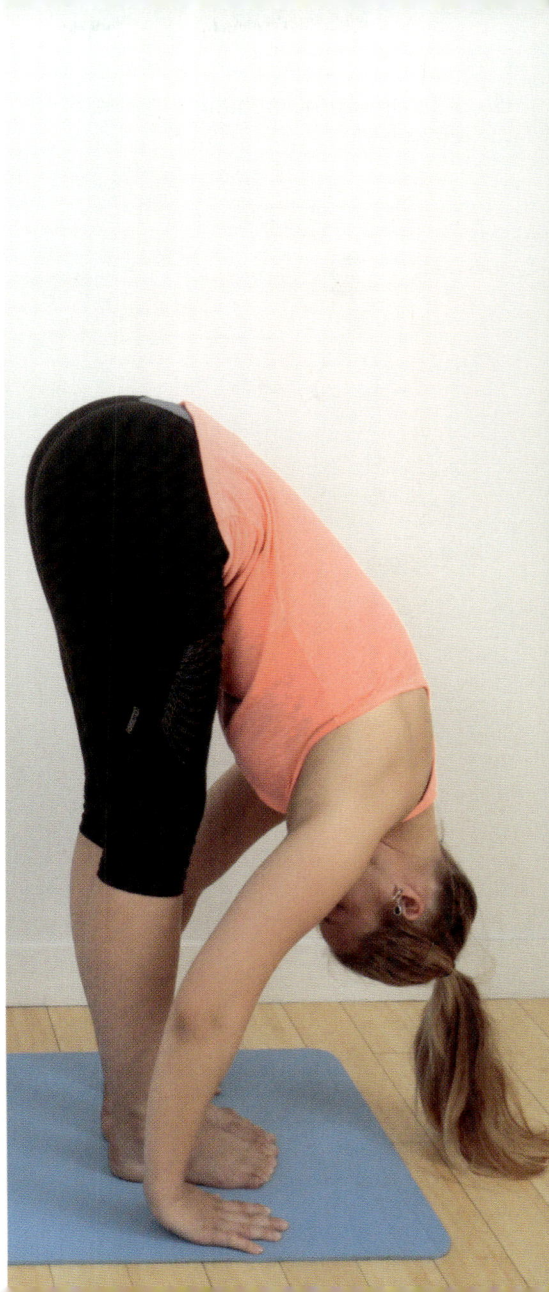

5. À l'inspiration, emmenez le pied droit en arrière.

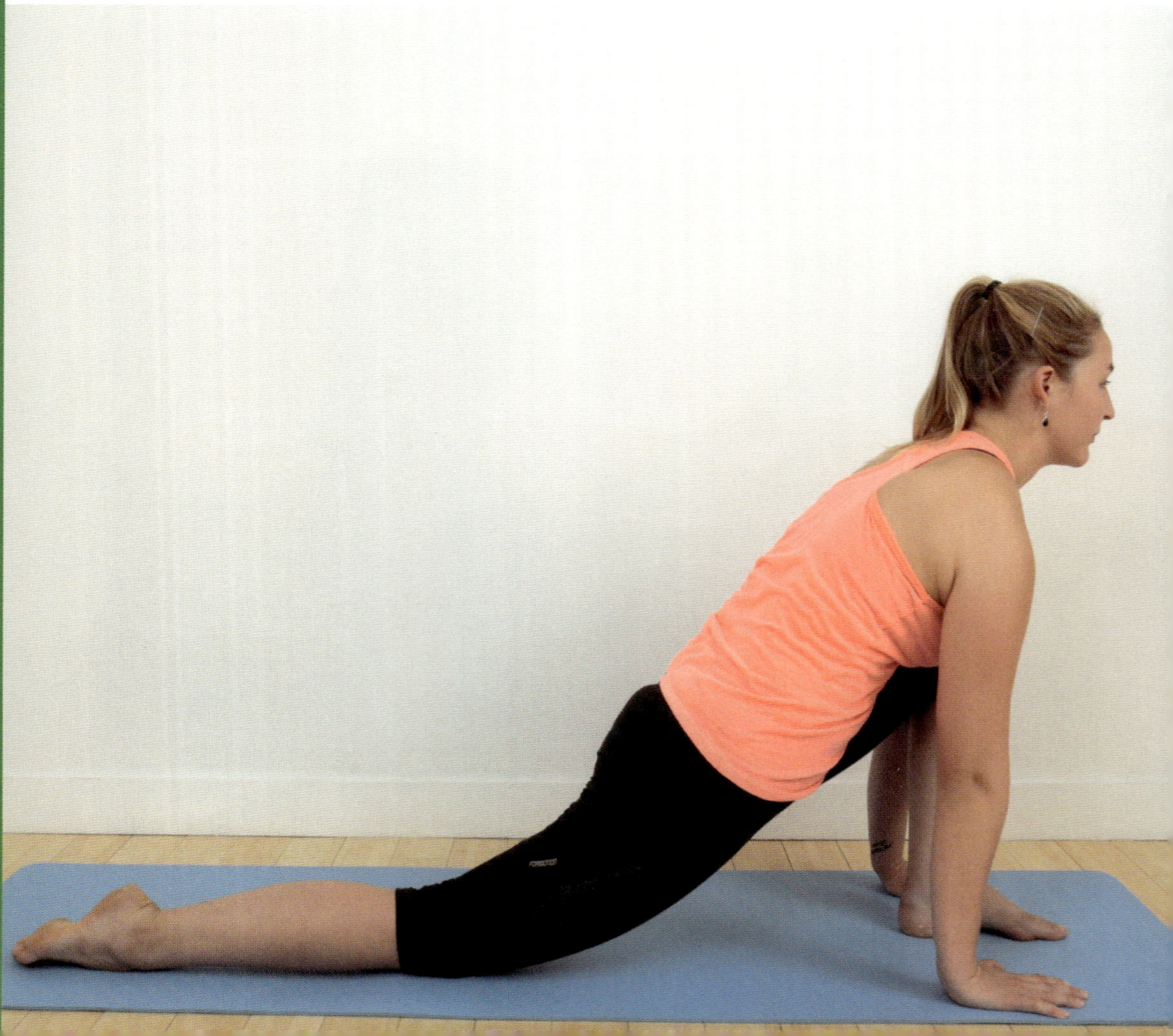

6. Sur l'apnée inspiratoire, étirez votre colonne vertébrale vers le ciel.

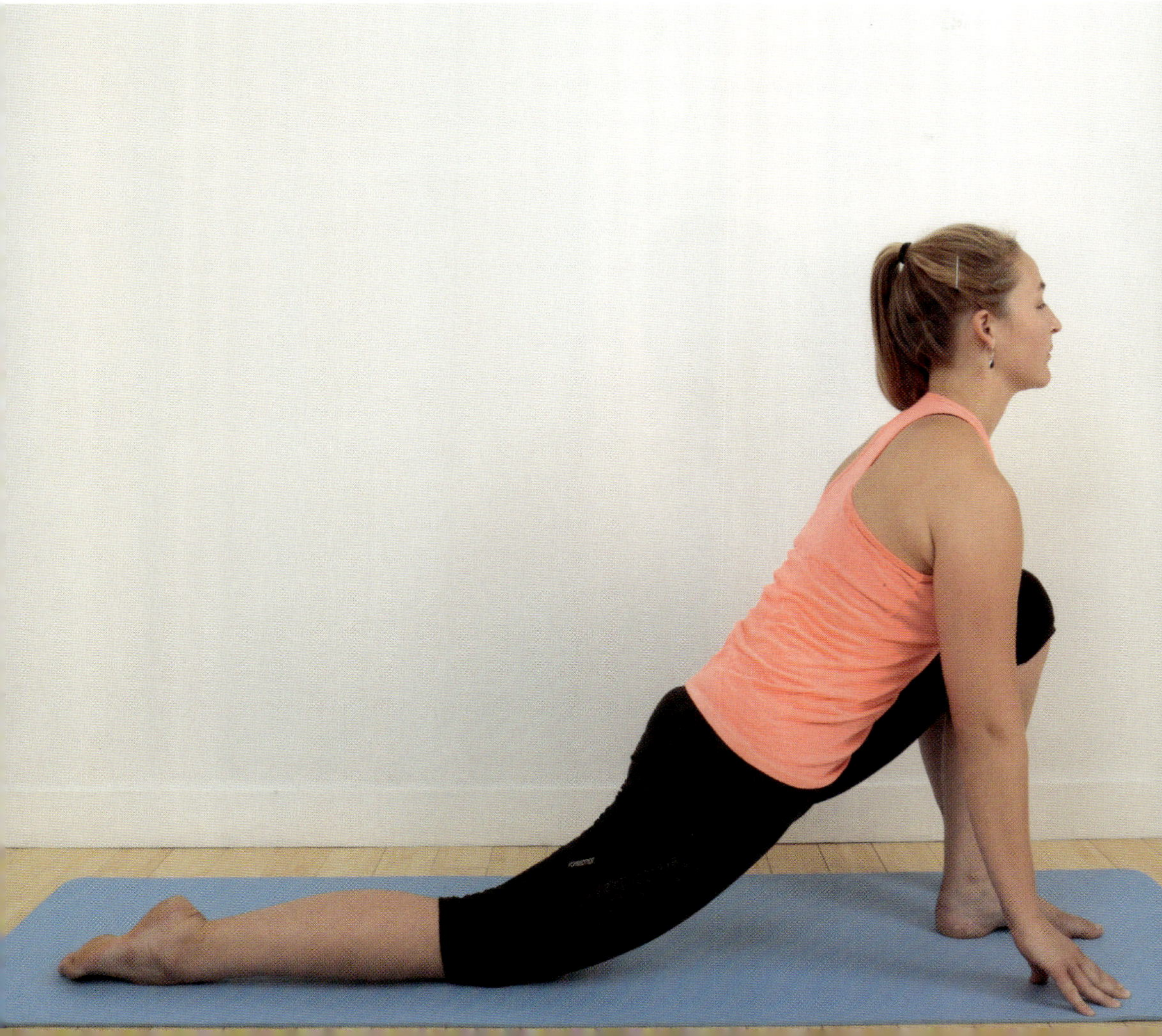

7. Sur l’expiration, reculez le pied gauche et placez-vous en chien tête en bas.

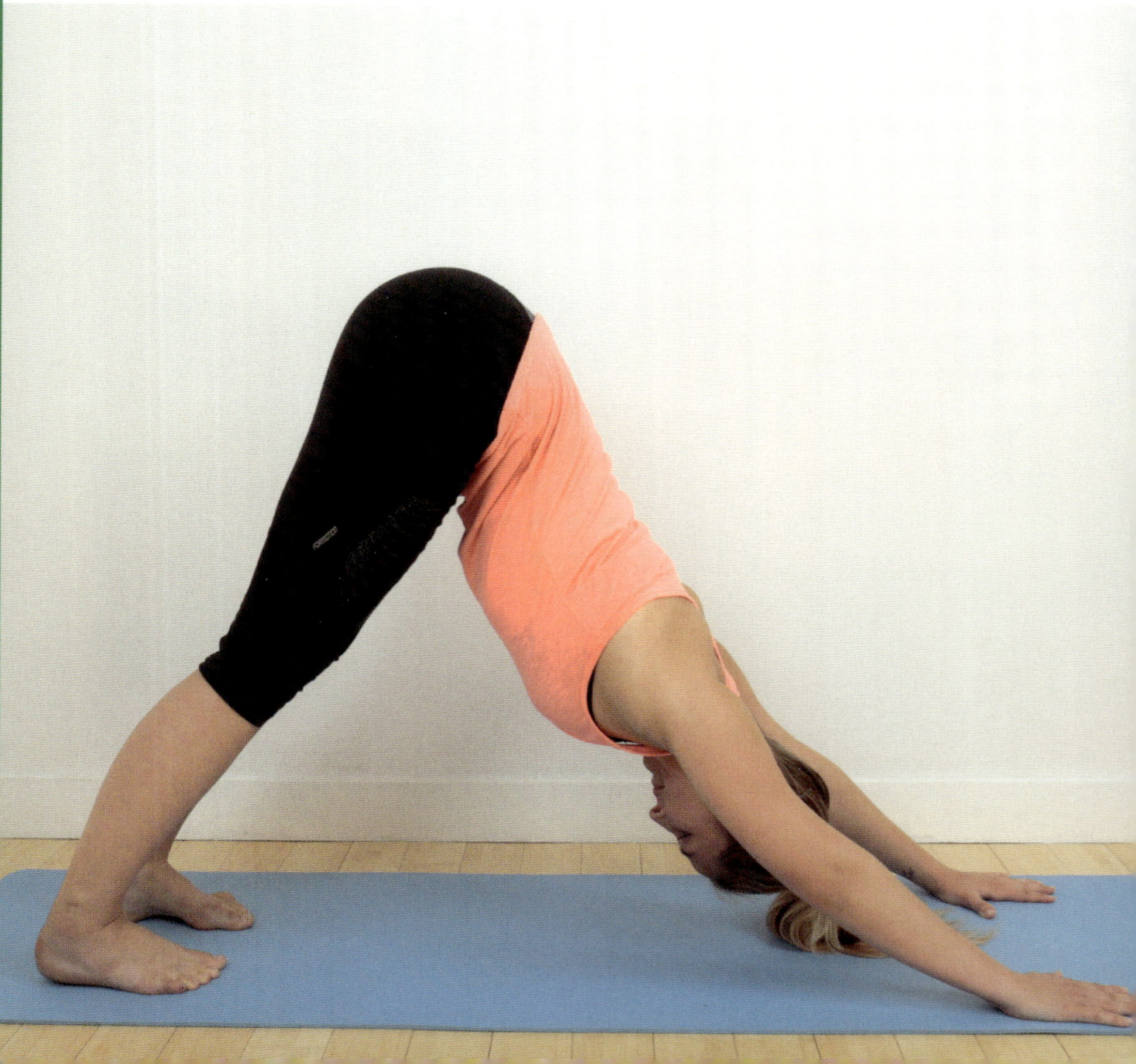

8. À l'inspiration, ramenez le pied droit entre les mains.

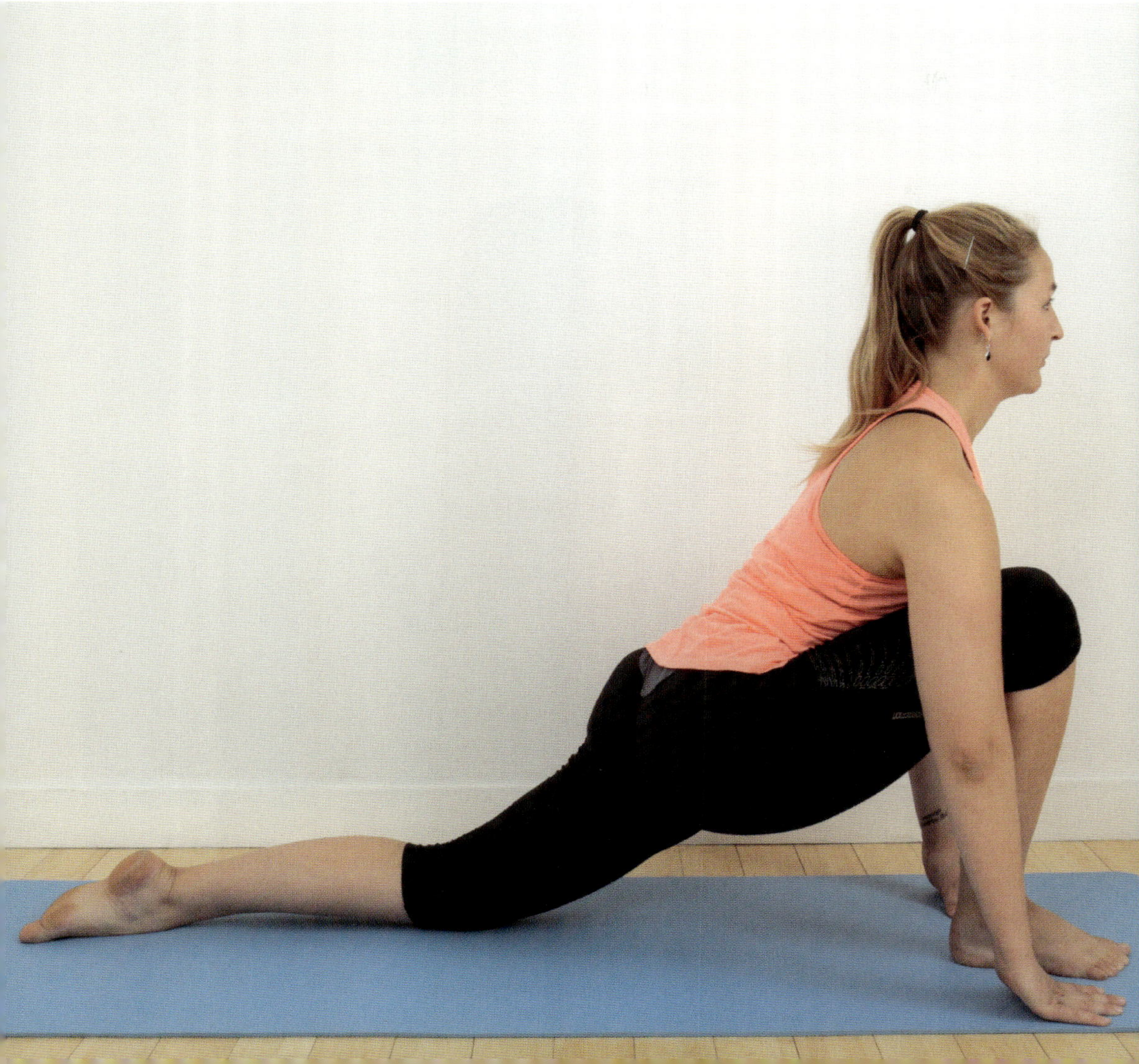

9. Sur l'apnée inspiratoire, étirez votre colonne vers le ciel.

10. À l'expiration, ramenez le pied gauche à côté du pied droit.

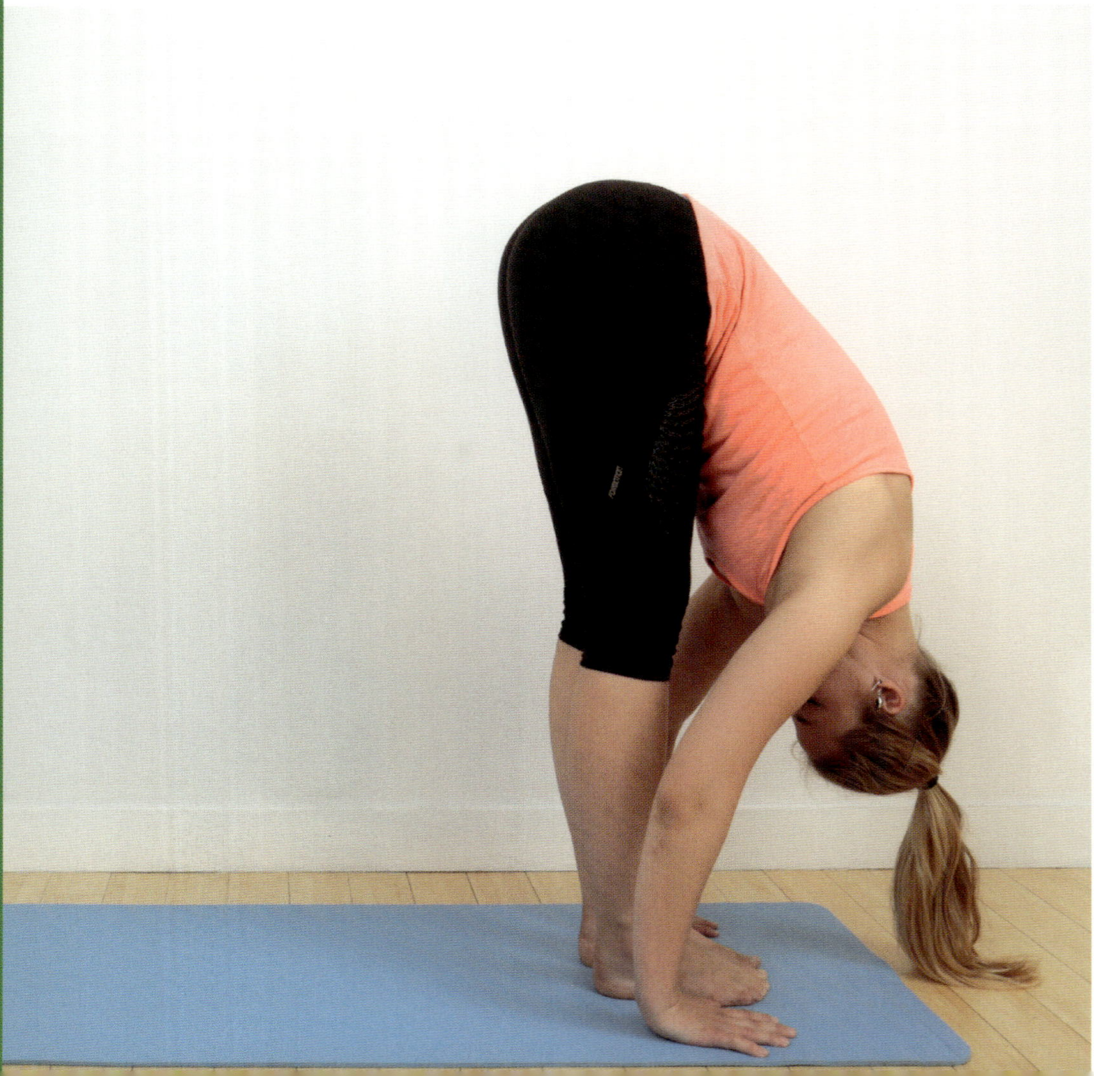

11. Redressez-vous sur l'inspiration en cherchant à allonger votre dos, mains vers le ciel.

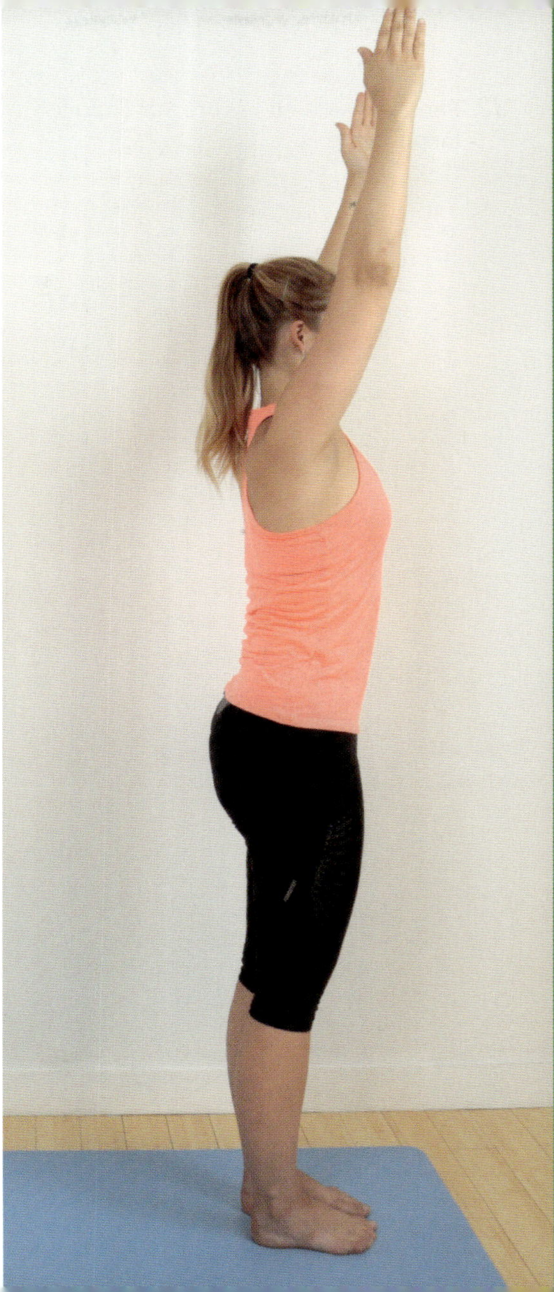

12. Penchez-vous en arrière sur l'apnée inspiratoire.

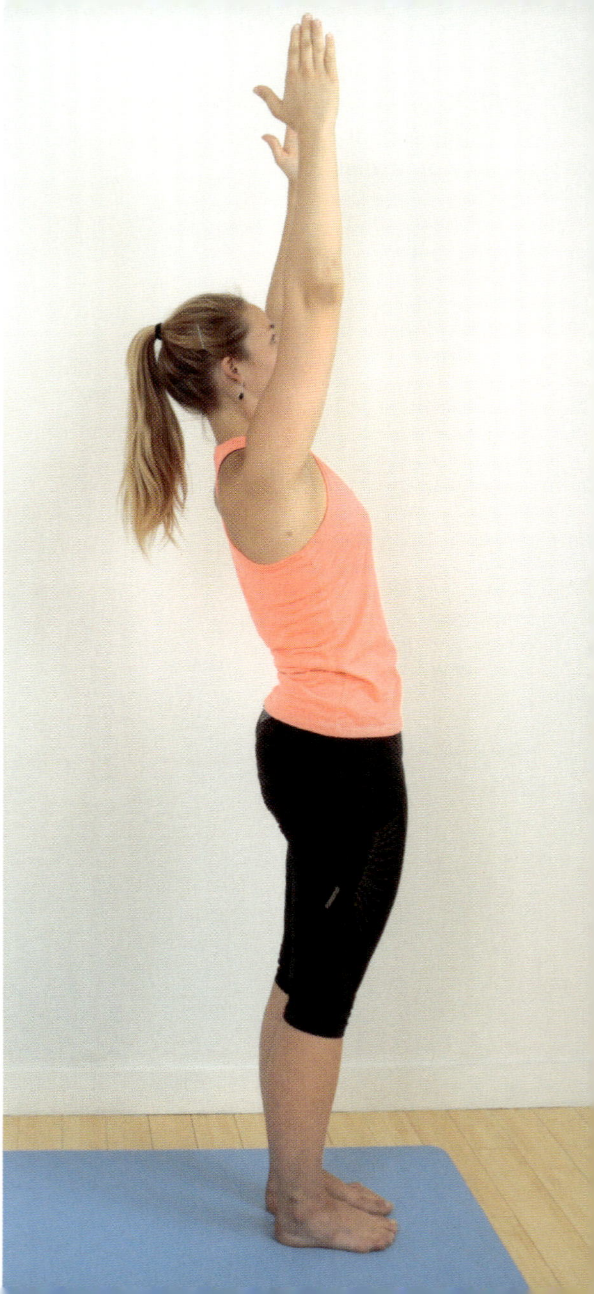

13. Revenez en Samasthiti sur l'expiration.

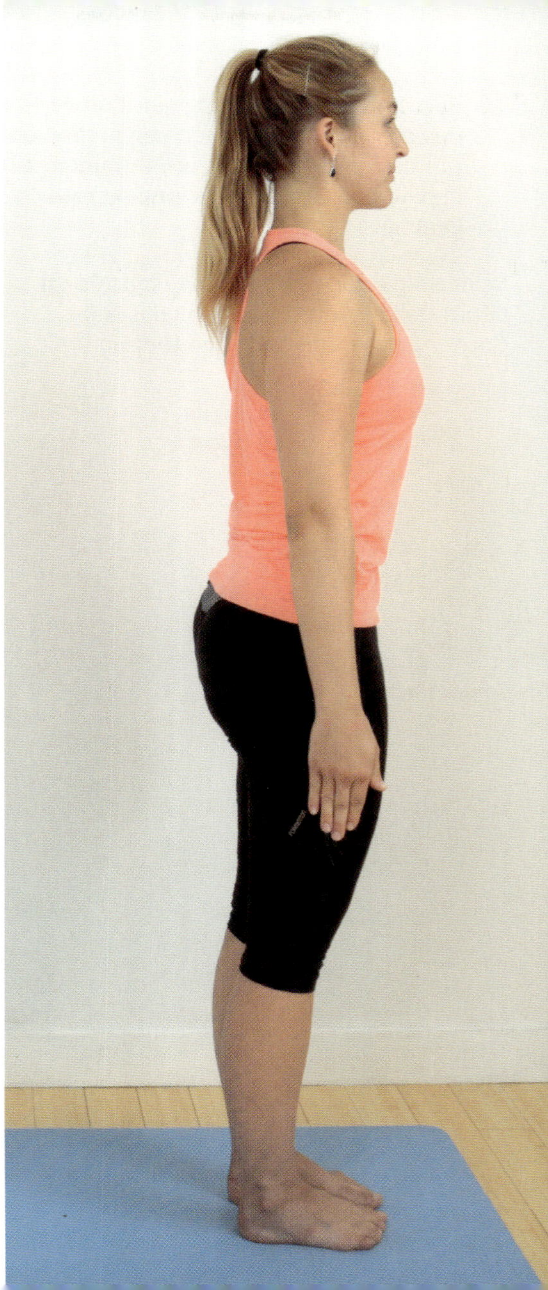

14. Recommencez en changeant l'ordre des pieds : le pied gauche en arrière en premier puis le pied droit, et ramenez le pied droit en premier puis le pied gauche.

Veillez à garder vos bandhas engagés du début de la salutation au soleil à la fin. Gardez un rythme uniforme tout au long des enchaînements dès que vous le pouvez afin de réguler votre salutation et ses effets bénéfiques.

Si cet enchaînement est trop compliqué pour vous dans les premiers temps, pensez à vous entraîner sur les postures séparément. Vous les enchaînerez quand vous vous sentirez plus à l'aise.

Postures debout

Les postures debout vous aident à renforcer les jambes et les chevilles, à ouvrir les hanches et l'aine, et à améliorer votre sens de l'équilibre. À votre tour, vous développerez la capacité de « tenir bon » et de vous « tenir au repos », ce qui est capital dans une vie yogique.

Les postures debout sont très variées. Elles peuvent être utilisées comme échauffement général pour votre séance ou en préparation pour un groupe spécifique de postures. Nous considérons par exemple les flexions en position debout comme une sorte de « bretelle d'accès » aux flexions en position assise.

Il est également possible de réaliser des postures debout comme compensation ou pour contrebalancer une autre posture, comme l'extension ou la flexion latérale, mais également pour se reposer ou en tant que partie principale de votre séance.

Posture de l'arbre

1. À partir de Samasthiti, à l'inspiration montez le genou droit vers votre poitrine.
2. Sur l'expiration, placez le talon du pied droit le plus près possible de votre pubis et la plante du pied sur la cuisse.
3. Placez les mains en prière devant la poitrine et à l'inspiration allongez les bras vers le ciel (voir photo de gauche). Regardez en direction de vos mains (voir photo de droite).
   Si la posture est trop instable avec le regard sur les mains, regardez devant vous et levez progressivement le regard au cours de la posture et au fil des jours.
4. Maintenez la posture entre 30 secondes et 1 minute.
5. Sur l'inspiration, ramenez le regard et la jambe pliée dans l'axe.
6. Sur l'expiration reposez le pied au sol et ramenez les bras le long du corps.
7. Répétez la posture avec la jambe gauche.

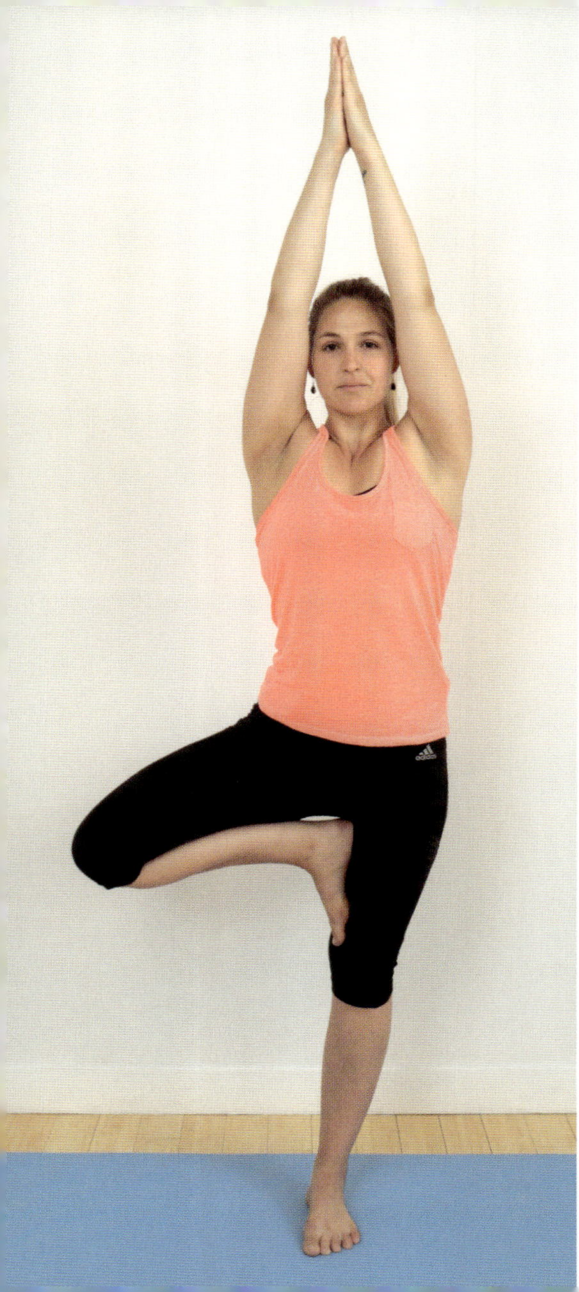

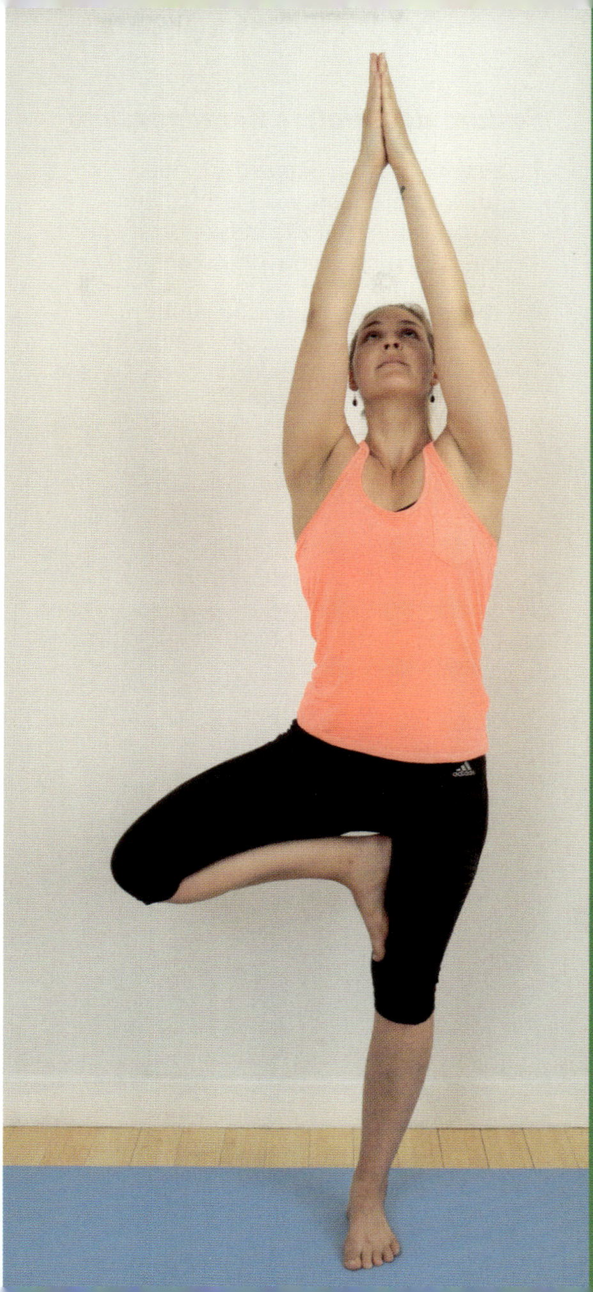

Posture de l'aigle - Garudanasana

1. Placez-vous en Samasthiti, puis pliez légèrement vos genoux. Sur l'inspiration pliez la cuisse droite sur la cuisse gauche (voir photo de gauche).

2. À l'expiration, croisez la jambe droite derrière le mollet gauche en ramenant les orteils droits vers l'avant (voir photo de droite).

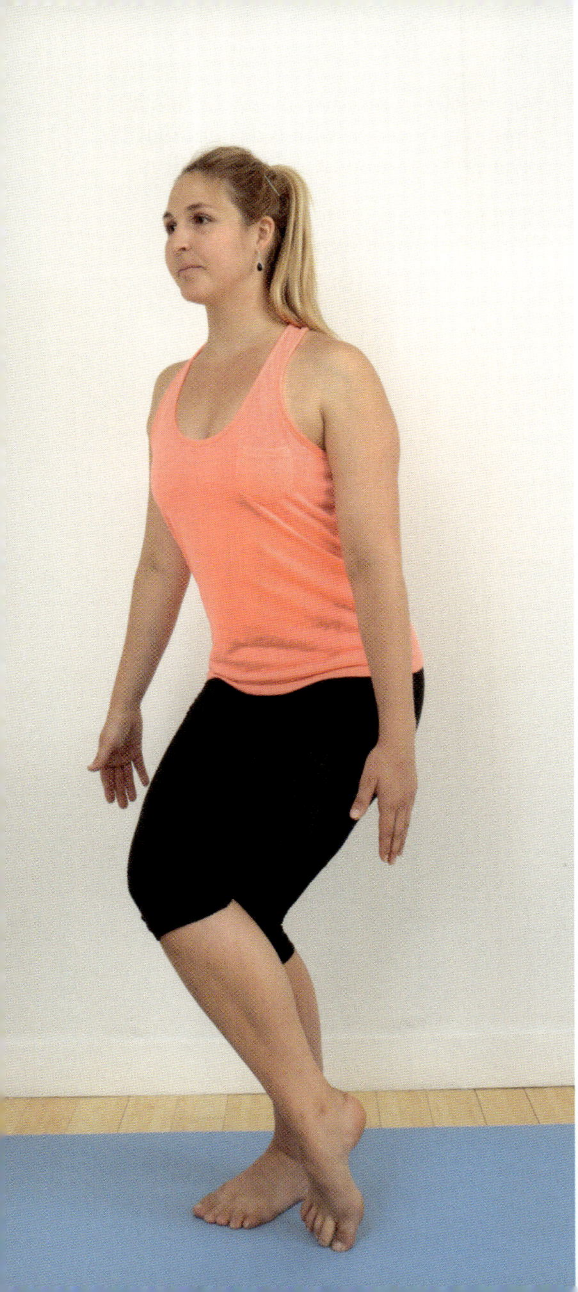

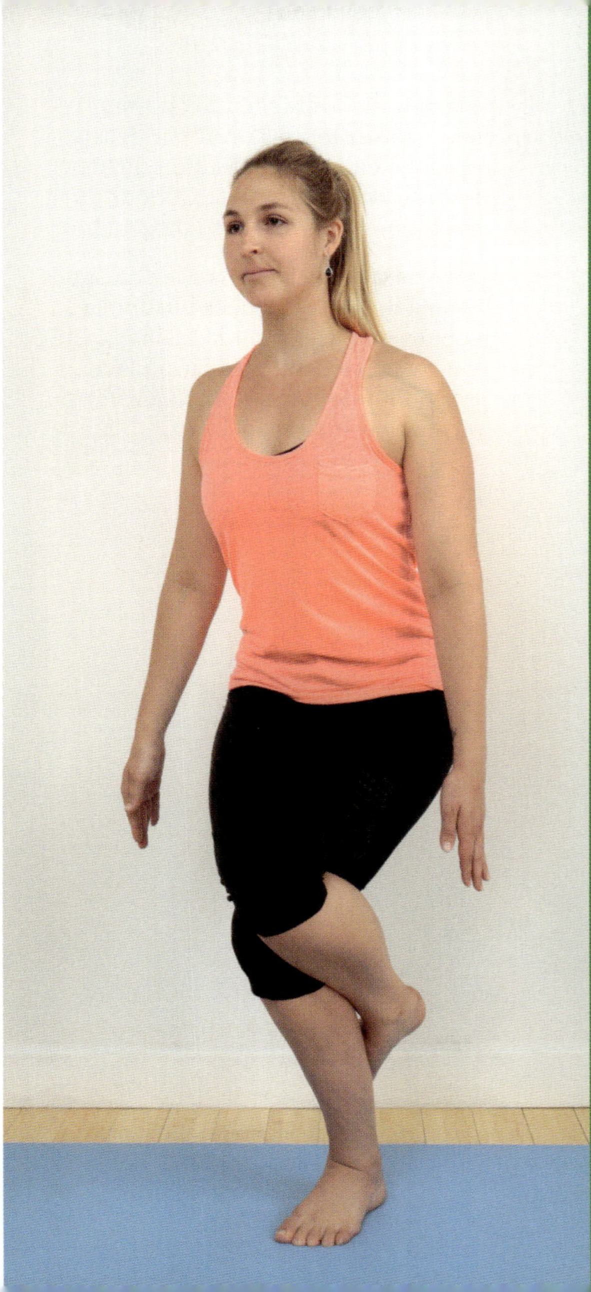

3. À l'inspiration, bras tendus devant vous, croisez le bras droit par-dessus le gauche en faisant attention de bien placer le coude droit à l'extérieur du coude gauche (voir photo de gauche).

4. Pliez vos 2 coudes : vous avez ainsi vos 2 mains dos à dos. Placez ensuite la main droite par-devant la main gauche pour avoir les 2 paumes face à face (voir photo de droite). Allongez votre cou et regardez devant vous.

5. Maintenez la posture 30 secondes à 1 minute, puis déroulez doucement les bras et les jambes sur l'inspiration.

6. Replacez-vous doucement en Samasthiti sur l'expiration.

7. Faites de même de l'autre côté.

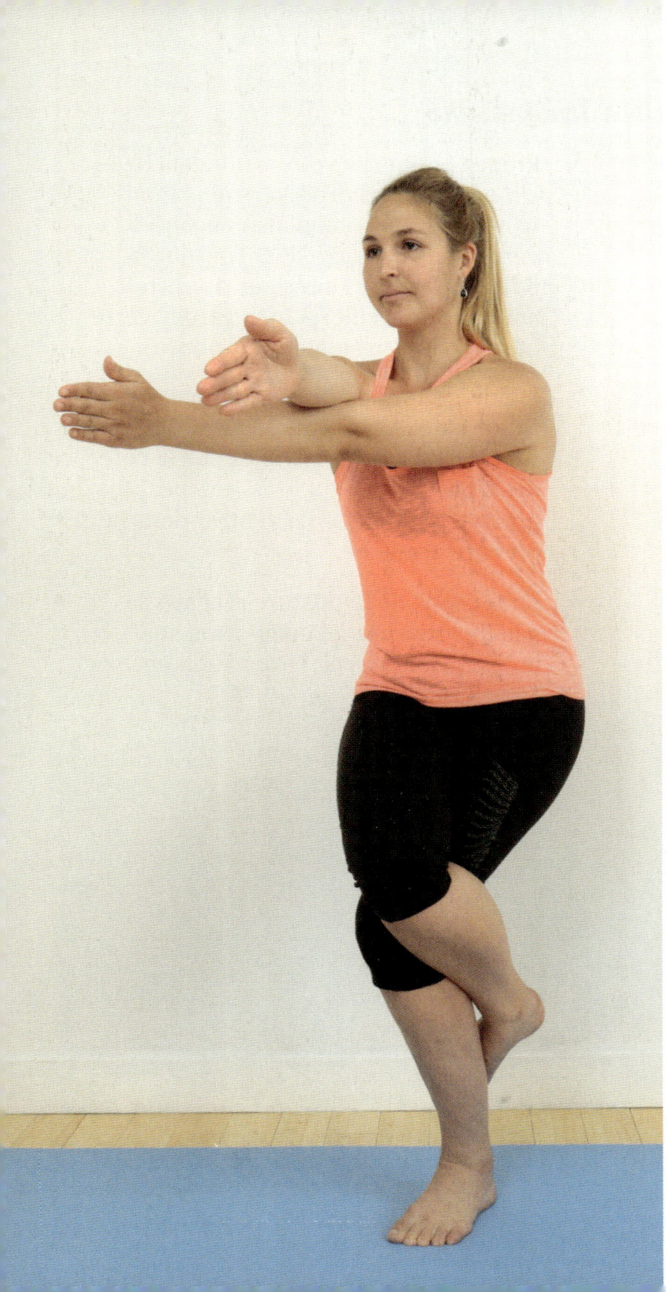
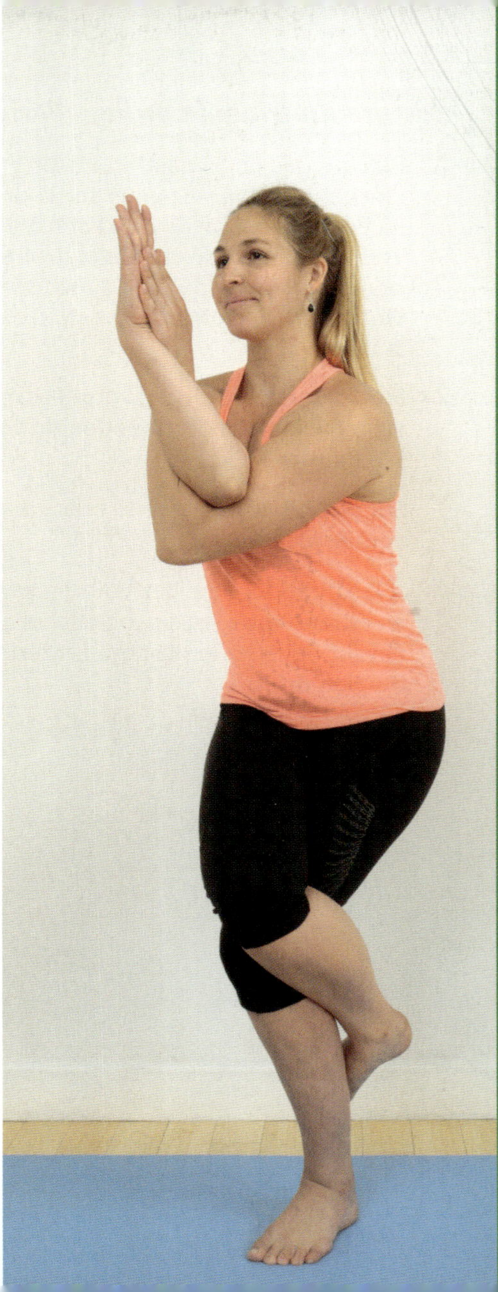

Posture du triangle vrillé - Parivritta Trikonasana

1. Placez-vous en Samasthiti et sur l'inspiration tournez-vous sur la droite en écartant les pieds d'environ 1 mètre. Tournez le pied droit vers la droite et rentrez la pointe du pied gauche vers l'intérieur. Vos talons doivent être sur la même ligne.
2. Sur l'expiration, placez votre bassin et vos épaules dans la direction de votre pied droit.
3. Sur l'inspiration, étirez le bras gauche vers le plafond.
4. À l'expiration, penchez-vous en avant en étirant votre bras gauche vers l'avant et venez le placer à l'extérieur du pied droit.
5. Prenez appui sur votre main gauche et allongez le bras droit vers le plafond en gardant vos omoplates engagées vers le bas de votre dos. Tournez la tête et regardez l'intérieur de votre main droite. Veillez à bien garder votre bassin à l'horizontale (voir photo).
6. Maintenez la posture de 30 secondes à 1 minute. À l'expiration regardez le sol ; à l'inspiration revenez sur le côté droit par la force du bras gauche, puis pivotez les pieds pour rentrer dans la posture à gauche.
7. Pour sortir de la posture réalisée à gauche, revenez à l'inspiration sur le côté droit, puis à l'expiration en Samasthiti.

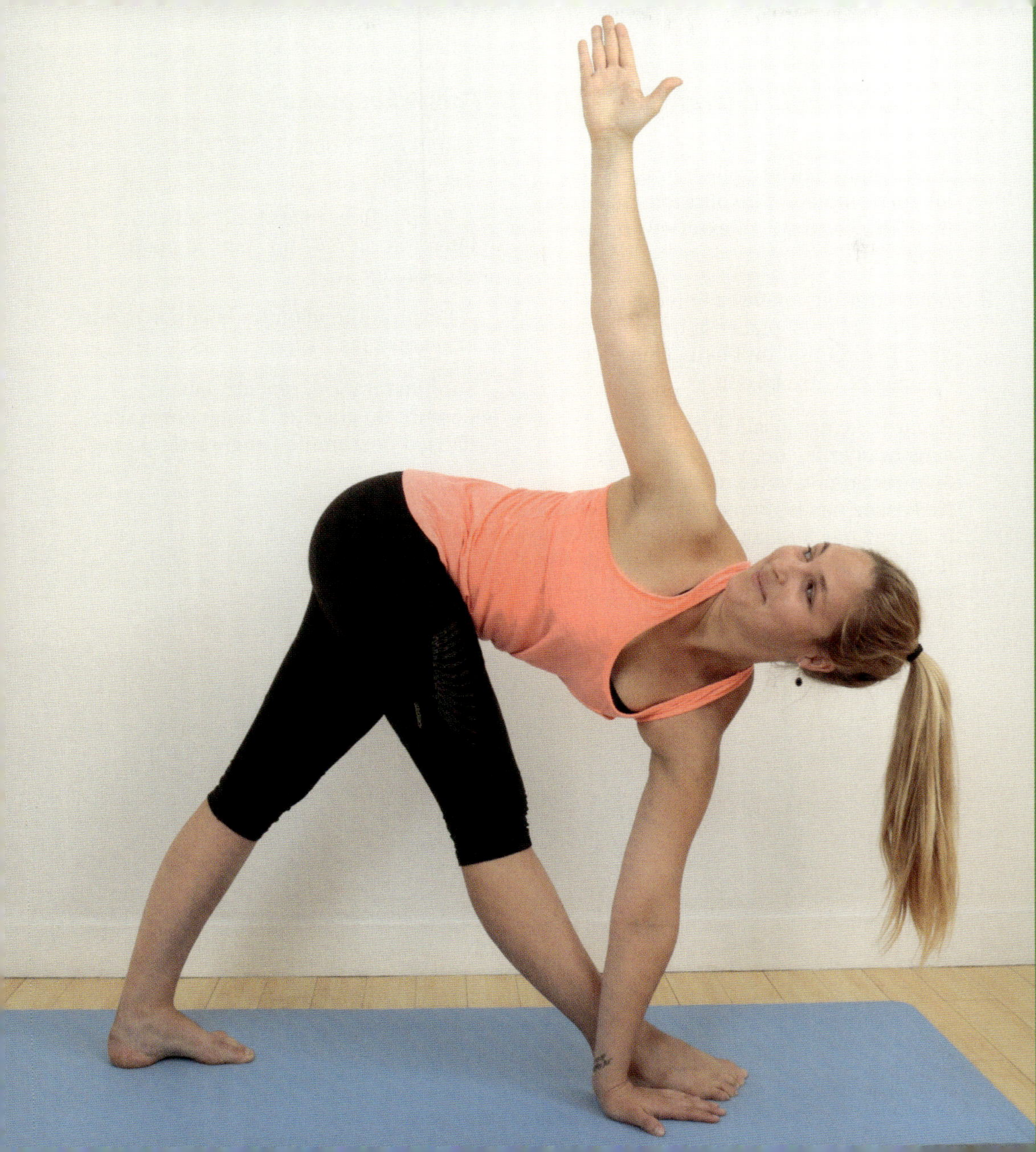

Posture de l'angle latéral étiré - Utthita Parsvakonasana

1. À partir de la posture du guerrier 1 à droite, jambe droite pliée, bras tendus à l'horizontale. À l'inspiration, placez la main droite au sol à l'extérieur du pied droit.

2. À l'expiration, abaissez l'omoplate gauche et venez placer le bras gauche dans la direction du buste. Ouvrez vos épaules et votre bassin.

3. Regardez votre aisselle gauche et, sans bouger le cou, venez regarder en direction de votre main gauche. Ne cassez pas la nuque ! Si vous n'arrivez pas à regarder l'intérieur de la paume de la main, ce n'est pas grave. Le but est l'intention de regarder la main gauche. (voir photo)

4. Maintenez la posture de 30 secondes à 1 minute.

5. À l'expiration, regardez le sol et à l'inspiration revenez dans la posture du guerrier 1.

6. À l'expiration, allongez la jambe droite et pivotez les 2 pieds.

7. Sur l'inspiration, rentrez dans la posture du guerrier 1 à gauche, puis dans la posture de l'angle latéral étiré.

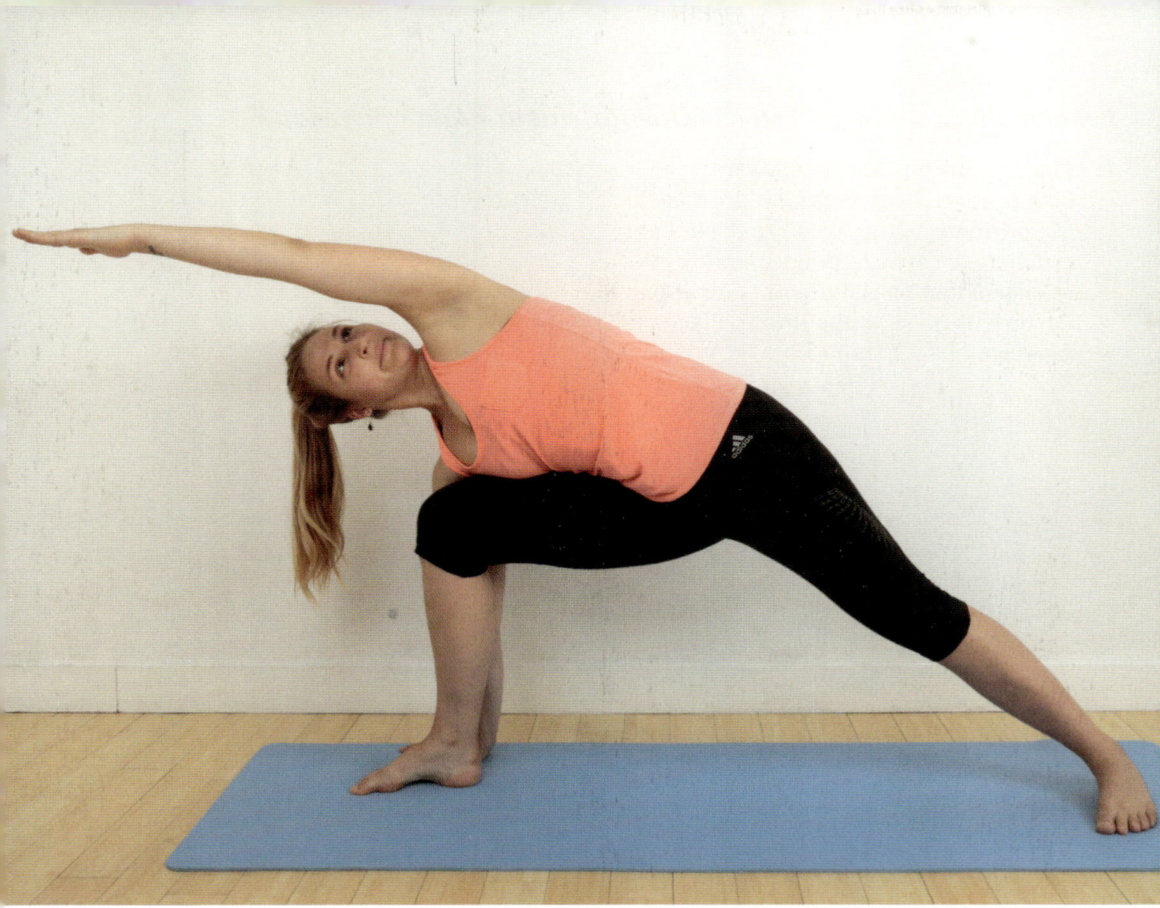

Posture de la main à l'orteil - Utthita Hasta Padangustasana

1. Placez-vous en Samasthiti. Sur l'inspiration, levez le genou droit vers la poitrine et attrapez le gros orteil par crochetage (avec le pouce, l'index et le majeur) en passant le bras droit par l'extérieur de la jambe droite. Placez la main gauche à la taille.

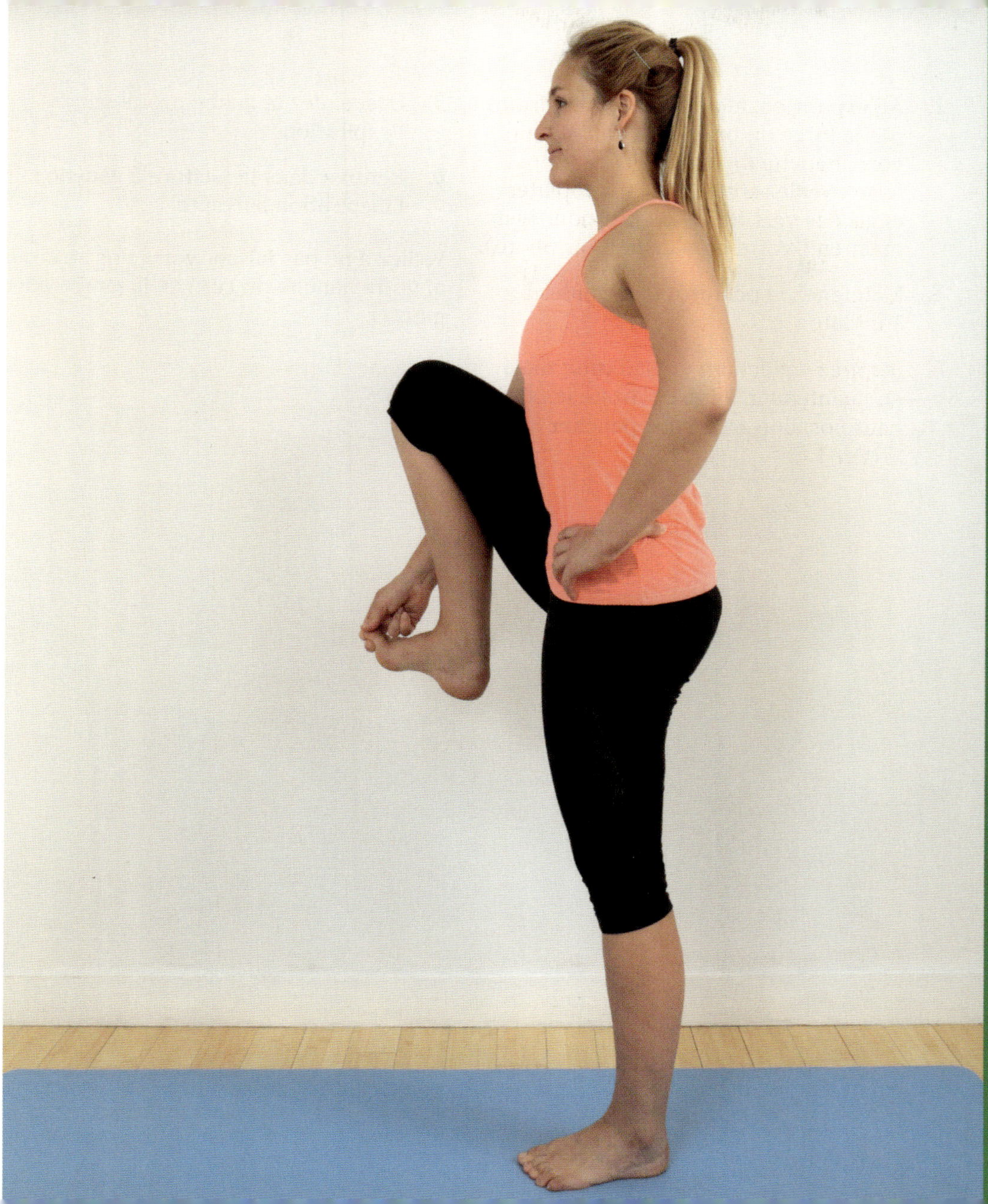

2. À l'expiration, allongez la jambe droite par la force du bras droit en laissant votre hanche droite descendre vers le sol. Veillez à garder vos omoplates engagées vers le bas du dos pour bien maintenir votre bras droit (voir photo).
3. Maintenez la posture 30 secondes à 1 minute.
4. Inspirez en lâchant le pied droit mais en maintenant la jambe droite le plus haut possible sans vous pencher en arrière !
5. Descendez la jambe droite sur l'expiration.
6. Rentrez dans la posture à gauche sur l'inspiration suivante.

Veillez à ne pas laisser votre dos se creuser ni votre hanche du côté de la jambe pliée monter.

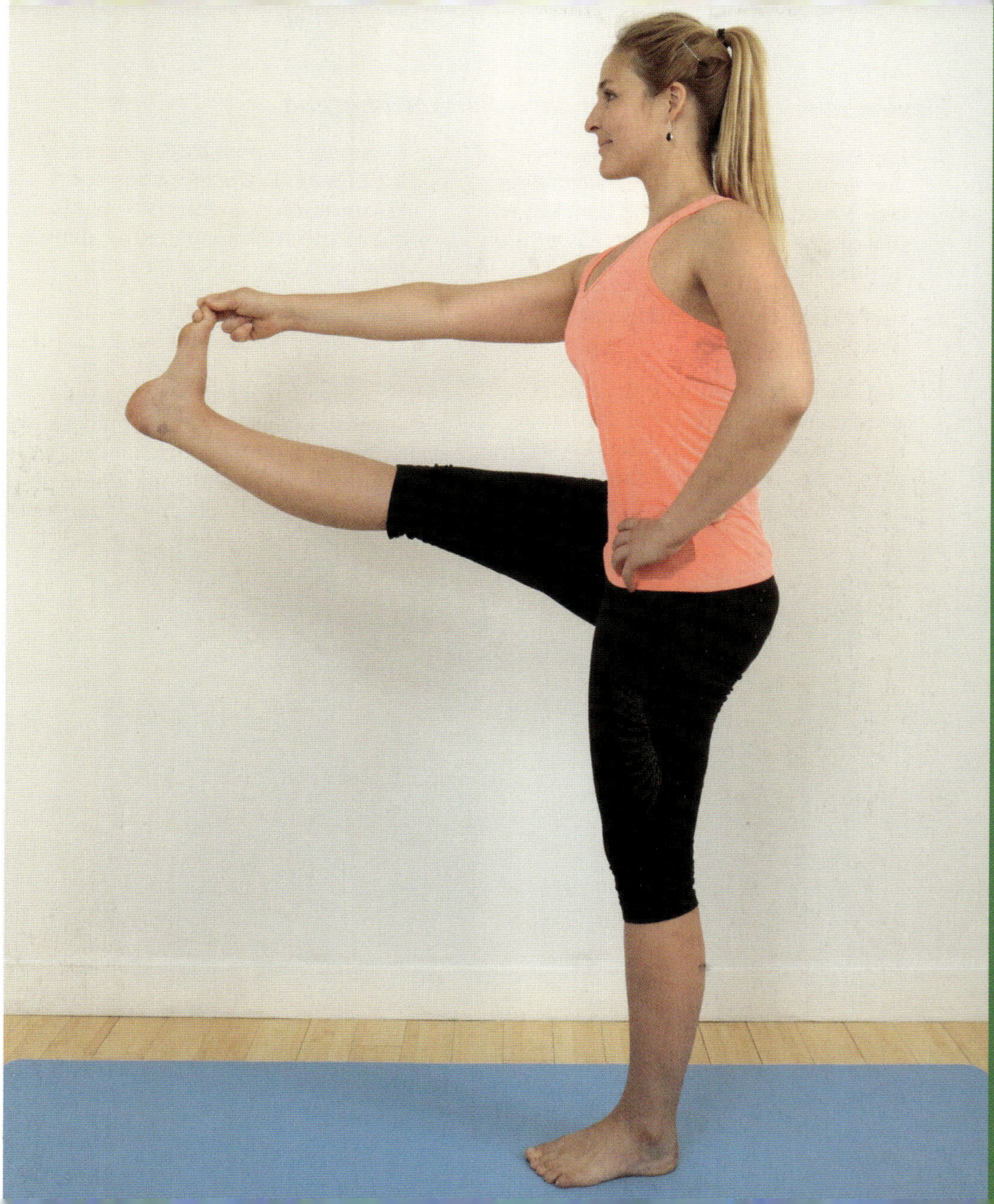

Flexion avant mains dans le dos - Parsvottanasana

1. Placez-vous en Samasthiti avec les mains dans le dos, paumes des mains face à face. Si cela est trop compliqué, placez vos poings l'un contre l'autre ou attrapez vos coudes.

2. Faites demi-tour en emmenant le pied droit vers l'arrière.

3. Sur l'inspiration étirez votre dos et penchez-vous en avant en gardant le dos allongé et les omoplates engagées vers le bas du dos. Relâcher votre nuque (voir photo).

4. Maintenez la posture 30 secondes à 1 minute. Redressez-vous sur l'inspiration et pivotez vos pieds sur l'expiration pour rentrer dans la posture à gauche sur l'inspiration.

5. Sur l'inspiration, redressez-vous et revenez en Samasthiti sur l'expiration.

Veillez à bien garder vos omoplates resserrées et engagées et les paumes des mains pressées l'une contre l'autre. Vous devez pouvoir maintenir une feuille de papier entre vos mains sans qu'elle ne glisse.

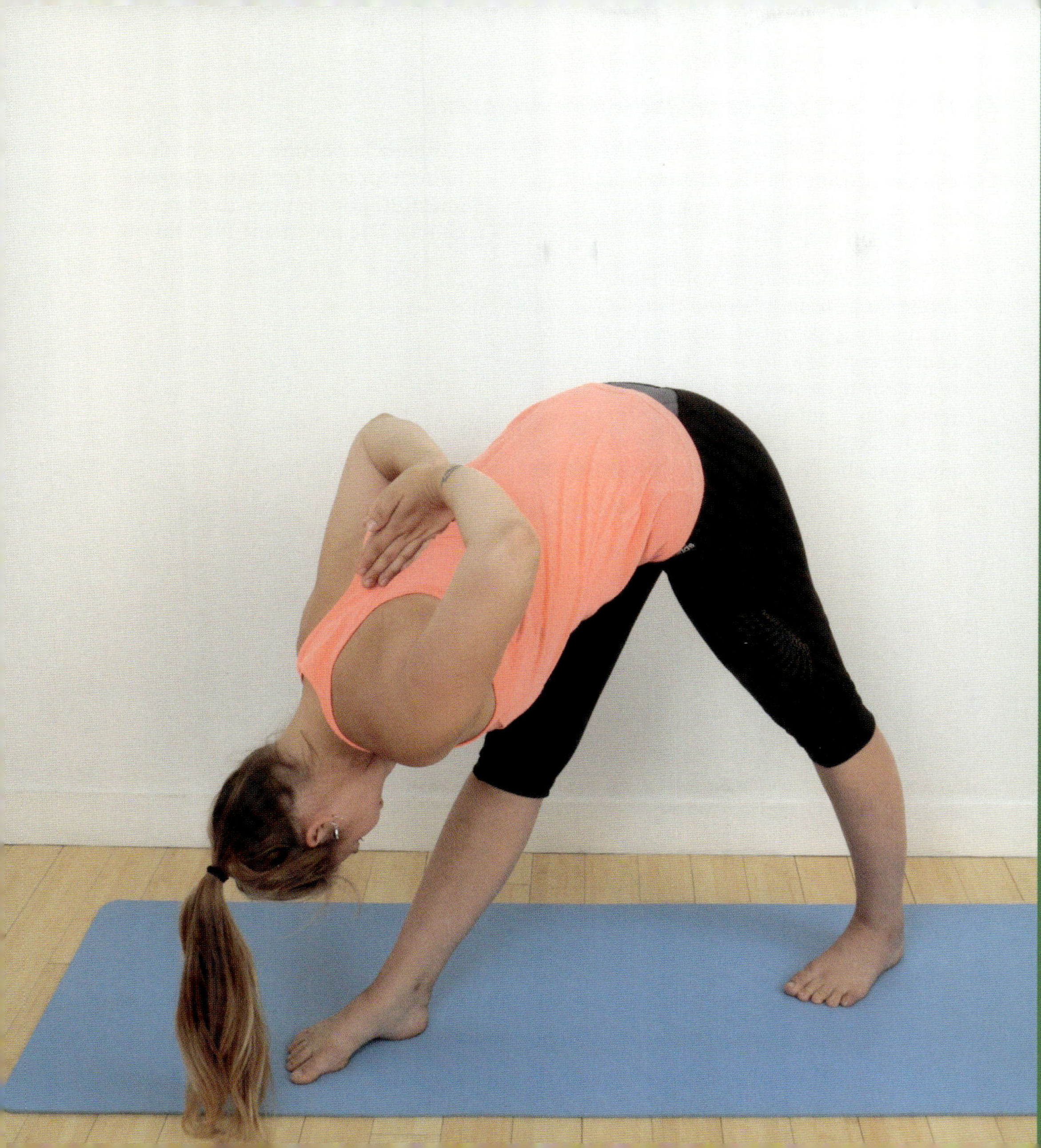

Posture du danseur cosmique - Natharajasana

1. Partez du Samasthiti. Pliez le genou droit et attrapez la cheville ou le dessus du pied droit avec la main droite sur l'inspiration.

2. À l'expiration, allongez votre jambe droite en poussant le pied dans la main sans le lâcher et allongez le bras gauche en avant. Fermez le pouce avec le majeur pour former un cercle et tendez les 3 autres doigts de la main gauche. Regardez dans l'axe de votre main gauche (voir photo).

3. Maintenez la posture 30 secondes à 1 minute, puis à l'expiration revenez en Samasthiti pour rentrer dans la posture à gauche à la prochaine inspiration.

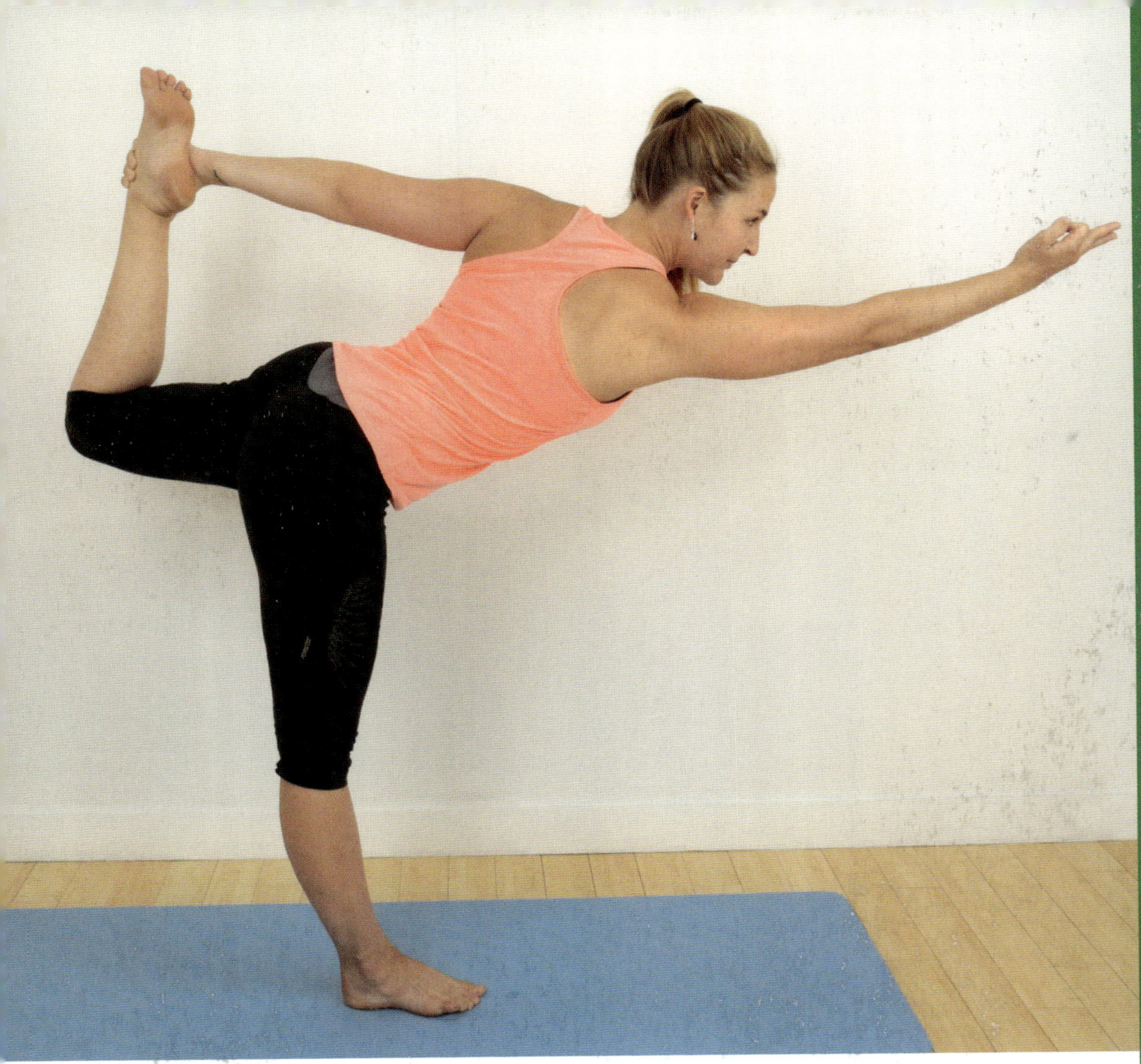

Postures assises

La posture assise sur une chaise limite l'amplitude des hanches et du dos. Ainsi, les postures assises du yoga peuvent vous paraître désagréables.

Si vos genoux sont bien plus hauts que vos hanches lorsque vous êtes assis par terre jambes croisées, c'est un signe que les articulations de vos hanches manquent de souplesse. Si vous essayez de vous asseoir pendant un long moment dans cette position pour méditer ou exécuter des exercices de respiration, vous pourriez bien vous retrouver avec un dos endolori. Ne vous en faites pas, vous n'êtes pas un cas unique.

Acceptez vos limites actuelles dans cette région de votre corps et utilisez un support, tel qu'un coussin ferme ou une couverture pliée pour former un support épais, afin d'élever suffisamment les fesses et que les genoux se retrouvent au moins au niveau des hanches. Votre souplesse s'améliorant au cours de vos séances, vous pourrez diminuer la hauteur de votre coussin.

Peu à peu, vous apprendrez, grâce aux postures qui vont suive, à vous asseoir confortablement sur le sol.

Posture en flexion avant tête au genou - Janu Sirsasana

1. Dans la posture du bâton, à l'inspiration, pliez la jambe droite en ramenant le genou vers la poitrine. Posez le pied droit au sol.

2. Laissez le genou droit descendre au sol vers l'extérieur en veillant à bien garder la flexion de la cheville droite. Ne laissez pas vos orteils droits aller en dessous de la cuisse gauche sous peine de vous blesser au niveau du genou droit.

3. Étirez votre dos et penchez-vous en avant sur l'expiration. Attrapez votre tibia, votre cheville gauche ou votre pied gauche par ses bords intérieur et extérieur. Si vous êtes souple, passez vos mains derrière le pied gauche en attrapant le poignet gauche avec la main droite (voir photo).

4. Maintenez la posture entre 30 secondes et 1 minute.

5. Inspirez, redressez-vous et expirez, allongez la jambe droite.

6. À l'inspiration suivante rentrez dans la posture à gauche.

Si votre genou de la jambe pliée ne touche pas le sol, placez une couverture sous ce genou pour le protéger et éviter les douleurs.

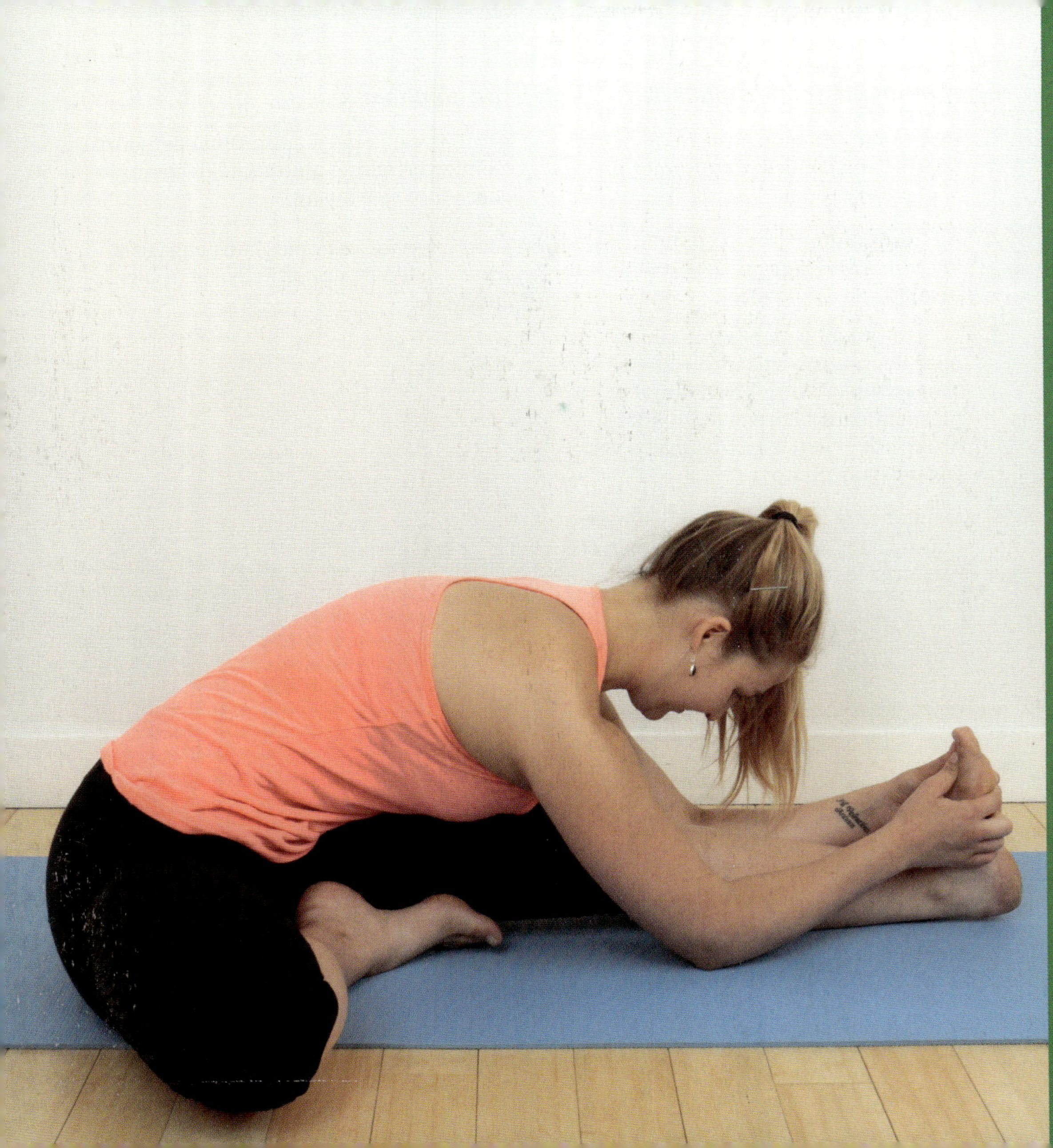

Flexion avant jambes ouvertes - Upavistha Konasana

1. Placez-vous dans la posture du bâton. Écartez vos jambes pour former un angle d'environ 90°.

2. À l'inspiration, étirez la colonne vertébrale et levez les bras tendus au plafond.

3. À l'expiration, penchez-vous en avant pour venir poser vos mains au sol sans enrouler votre dos. Pour aller plus loin dans l'étirement, marchez progressivement avec vos mains vers l'avant (voir photo).

4. Maintenez la posture de 1 à 3 minutes. Puis à l'inspiration, redressez-vous et resserrez les jambes à l'expiration.

Cherchez l'allongement maximal de votre colonne vertébrale plutôt que de venir poser votre tête au sol.

Veillez à garder vos omoplates engagées vers le bas du dos pour ne pas enrouler le haut du dos.

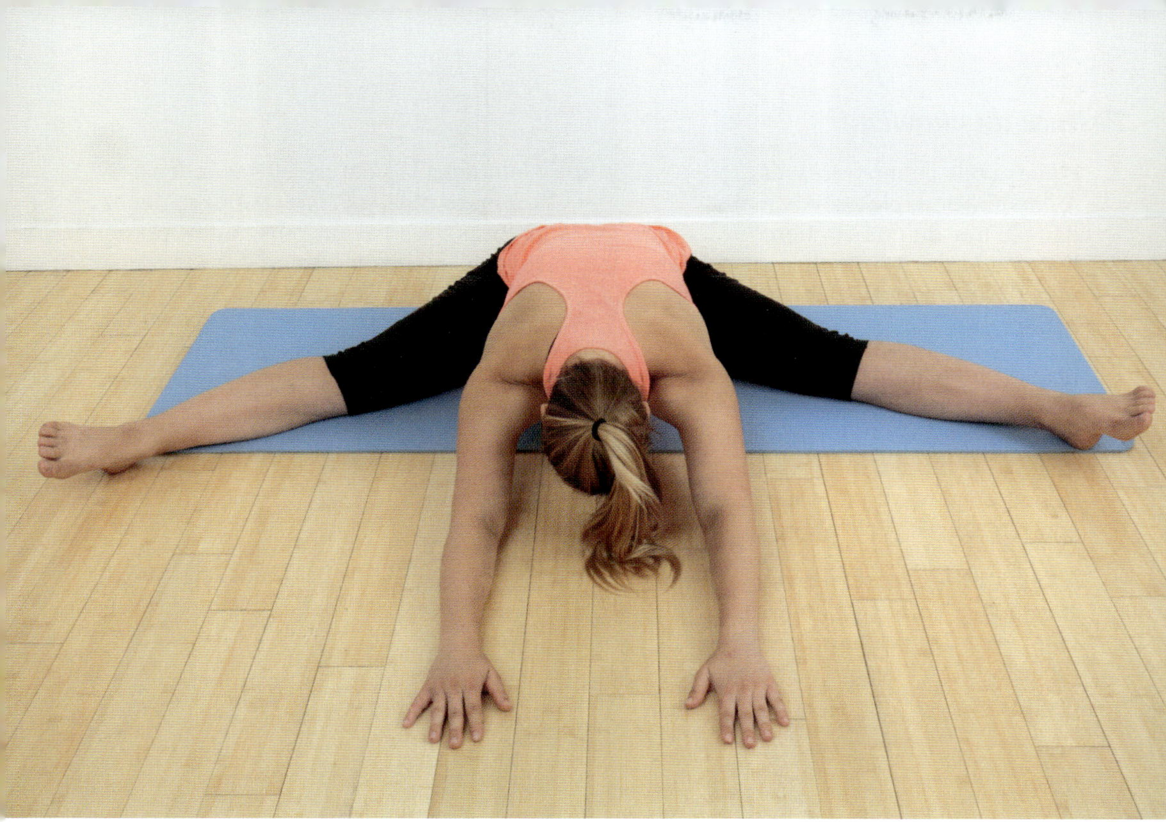

Posture du chameau

1. Placez-vous genoux dressés. À l'inspiration, placez vos mains dans le bas du dos et cherchez à étirer le dos en arrière en poussant le bassin vers l'avant. Revenez en position de départ.

2. Placez une main sur le talon du même côté, puis venez placer la seconde main sur l'autre talon. À l'inspiration, poussez le bassin au maximum vers l'avant en gardant votre périnée et votre ventre engagés (voir photo de gauche).

3. À l'expiration, resserrez vos omoplates et relâchez votre tête en arrière. Si vous avez des douleurs cervicales, regardez vers l'avant (voir photo de droite).

4. Maintenez la posture 30 secondes à 1 minute puis, à l'inspiration, ramenez un bras vers l'avant puis l'autre pour revenir en genoux dressés.

Attention à vos cervicales : si vous avez des douleurs cervicales, ne relâchez pas votre tête en arrière, gardez le regard vers l'avant.

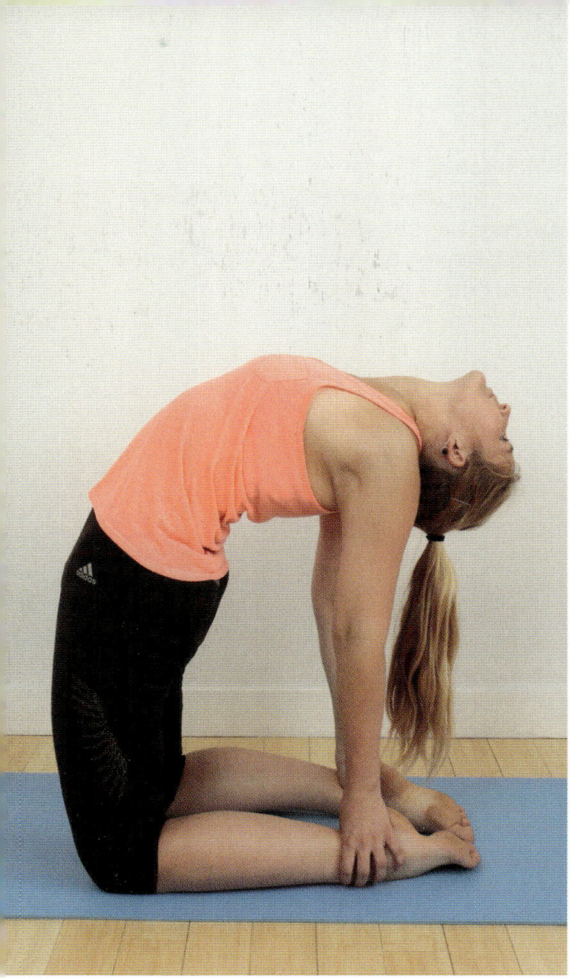

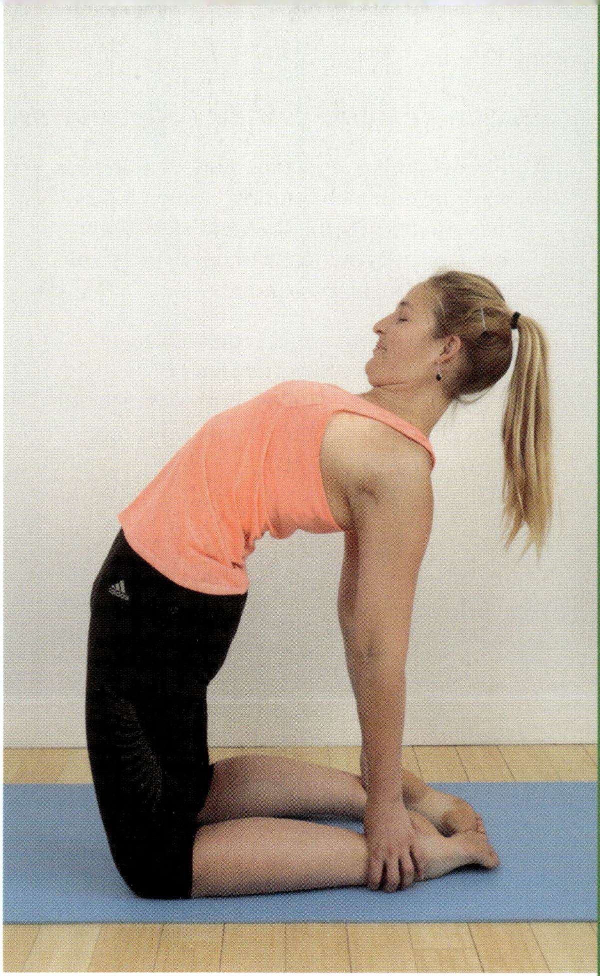

Posture du héros couché - Supta Virasana

1. Placez-vous à 4 pattes, puis venez vous asseoir entre vos talons. Veillez à ne pas ouvrir vos pieds vers l'extérieur en gardant vos petits orteils sur le sol pour protéger vos genoux.

2. À l'inspiration, venez vous allonger sur le dos en emmenant vos bras derrière la tête. Veillez à ne pas écarter vos genoux et à garder vos bandhas engagés (voir photo).

3. Maintenez la posture 30 secondes à 1 minute, puis revenez vous asseoir en prenant appui sur vos coudes et avant-bras. Repassez ensuite à 4 pattes pour sortir de la posture.

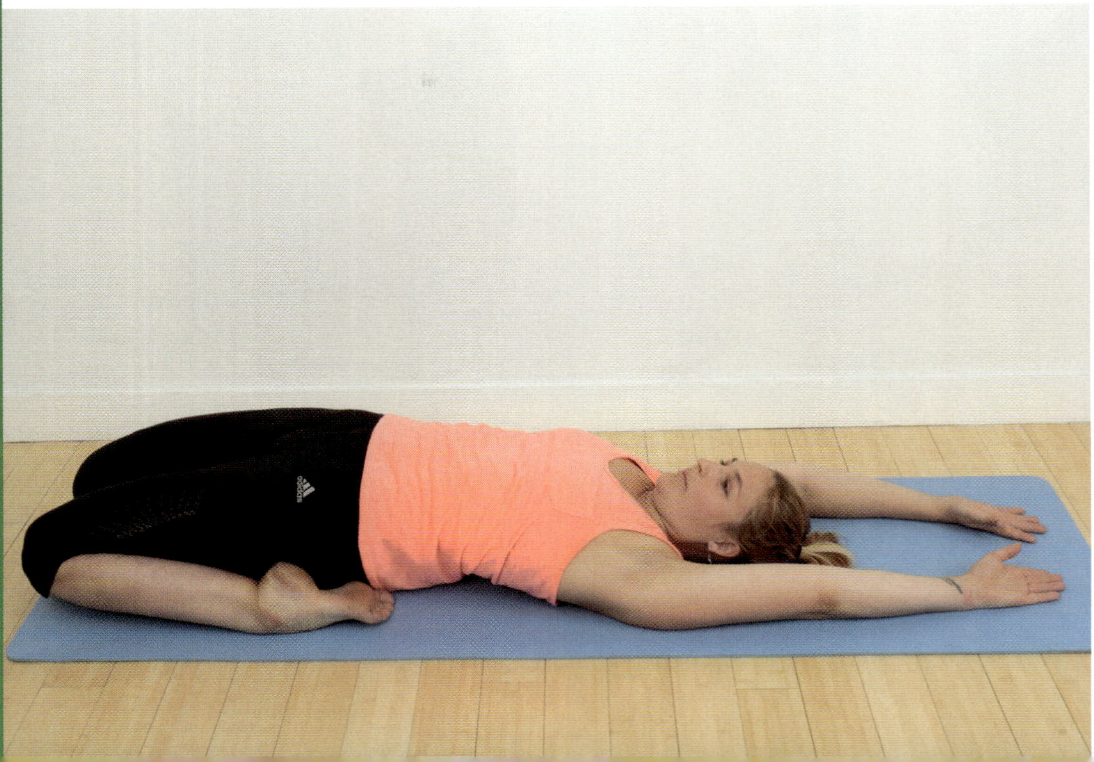

Posture de l'angle lié - Baddha Konasana

1. À partir de la posture du bâton, bien assis sur vos os des fesses, ramenez les genoux vers vous, puis laissez-les s'écarter de chaque côté afin de placer les plantes de vos pieds en face l'une de l'autre (voir photo).

2. Maintenez la posture de 1 à 5 minutes. Laissez les genoux descendre progressivement vers le sol sans forcer avec vos mains mais plutôt en étirant le dos. Si vous êtes à l'aise, vous pouvez vous pencher en avant toujours en cherchant l'allongement de la colonne vertébrale.

3. Sur l'expiration, ramenez les genoux au milieu, puis allongez les jambes à l'expiration.

Si vous avez de fortes douleurs aux genoux, ne réalisez pas cette posture de flexion maximale des genoux.

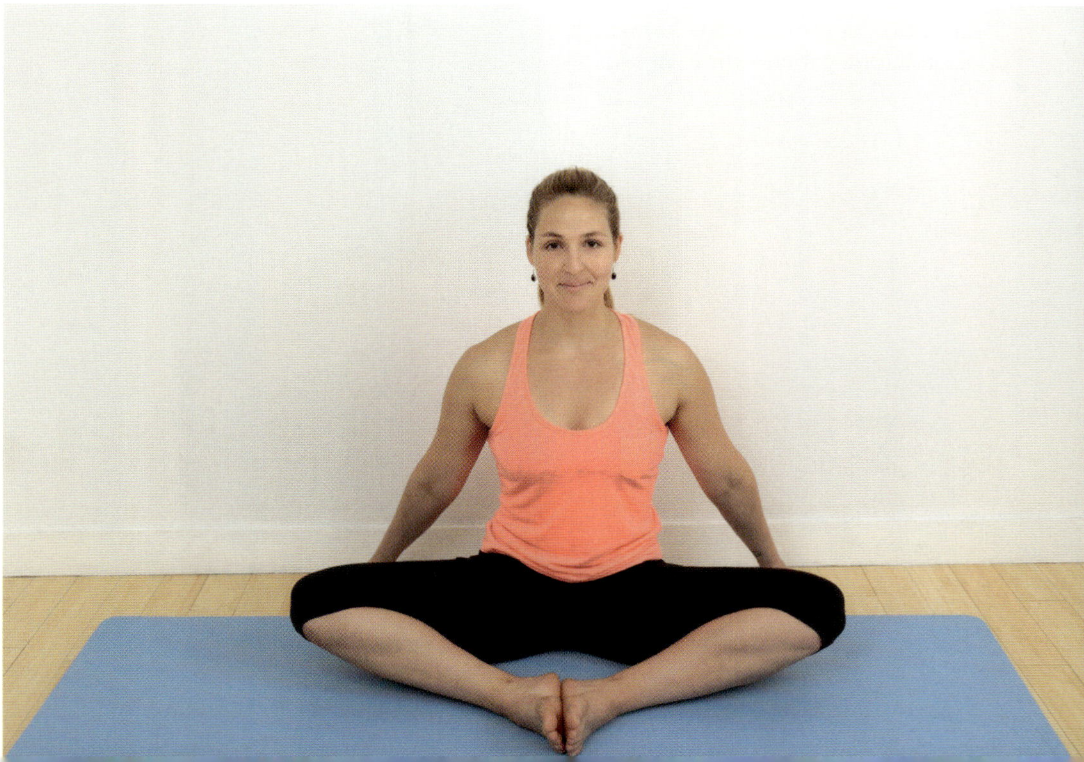

Posture des chevilles aux genoux

1. À partir de la posture facile, placez le pied droit sur le genou gauche en gardant la cheville fléchie, puis placez le pied gauche bien sous le genou droit.
2. Vérifiez que vos tibias sont bien parallèles entre eux et à votre bassin (voir photo).
3. Étirez bien votre dos vers le ciel et maintenez la posture de 1 à 3 minutes.
4. Sur l'inspiration, décroisez vos jambes, puis allongez vos jambes sur l'expiration et rentrez dans la posture avec la jambe gauche sur le dessus.

Si vous avez de fortes douleurs dans les genoux, arrêtez cette posture et placez-vous dans la posture facile.

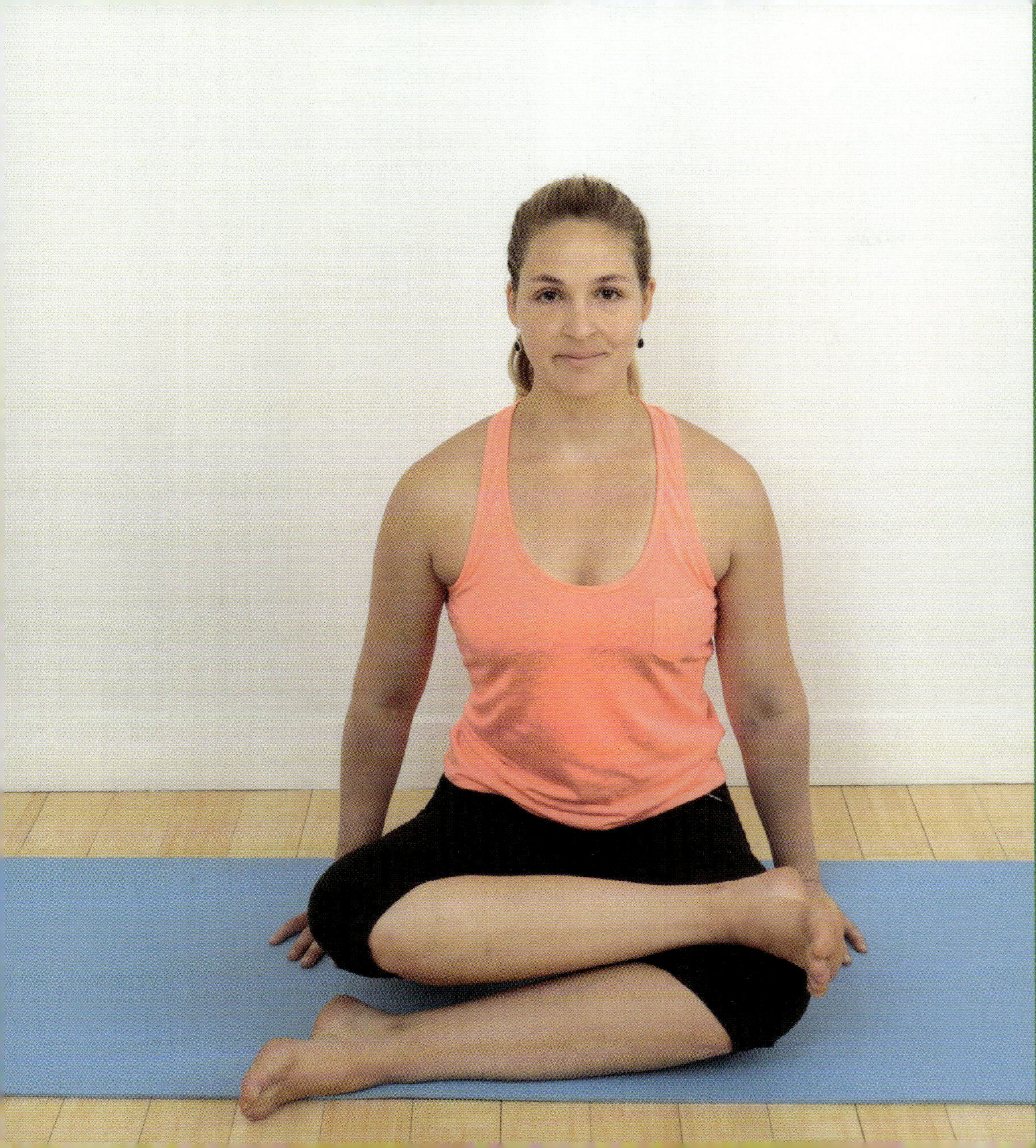

Posture de la tête de vache

1. Placez-vous à 4 pattes, puis à l'inspiration croisez la jambe droite devant la jambe gauche en plaçant bien votre genou gauche dans le creux du genou droit (voir photo ci-dessous). Écartez vos pieds et à l'expiration venez vous asseoir entre vos 2 pieds. Veillez à garder la colonne vertébrale étirée et à répartir le poids sur vos 2 fesses, bien au sol (voir photo ci-contre).

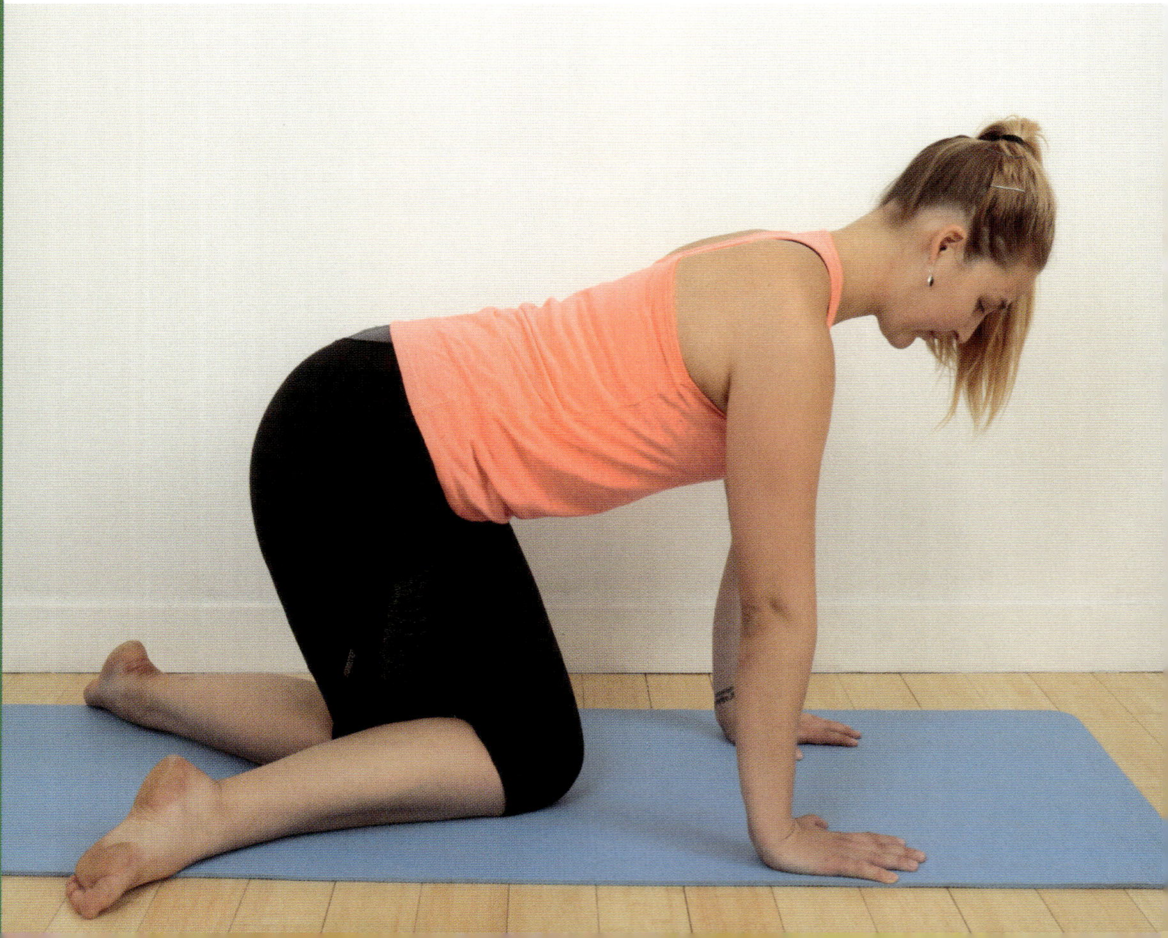

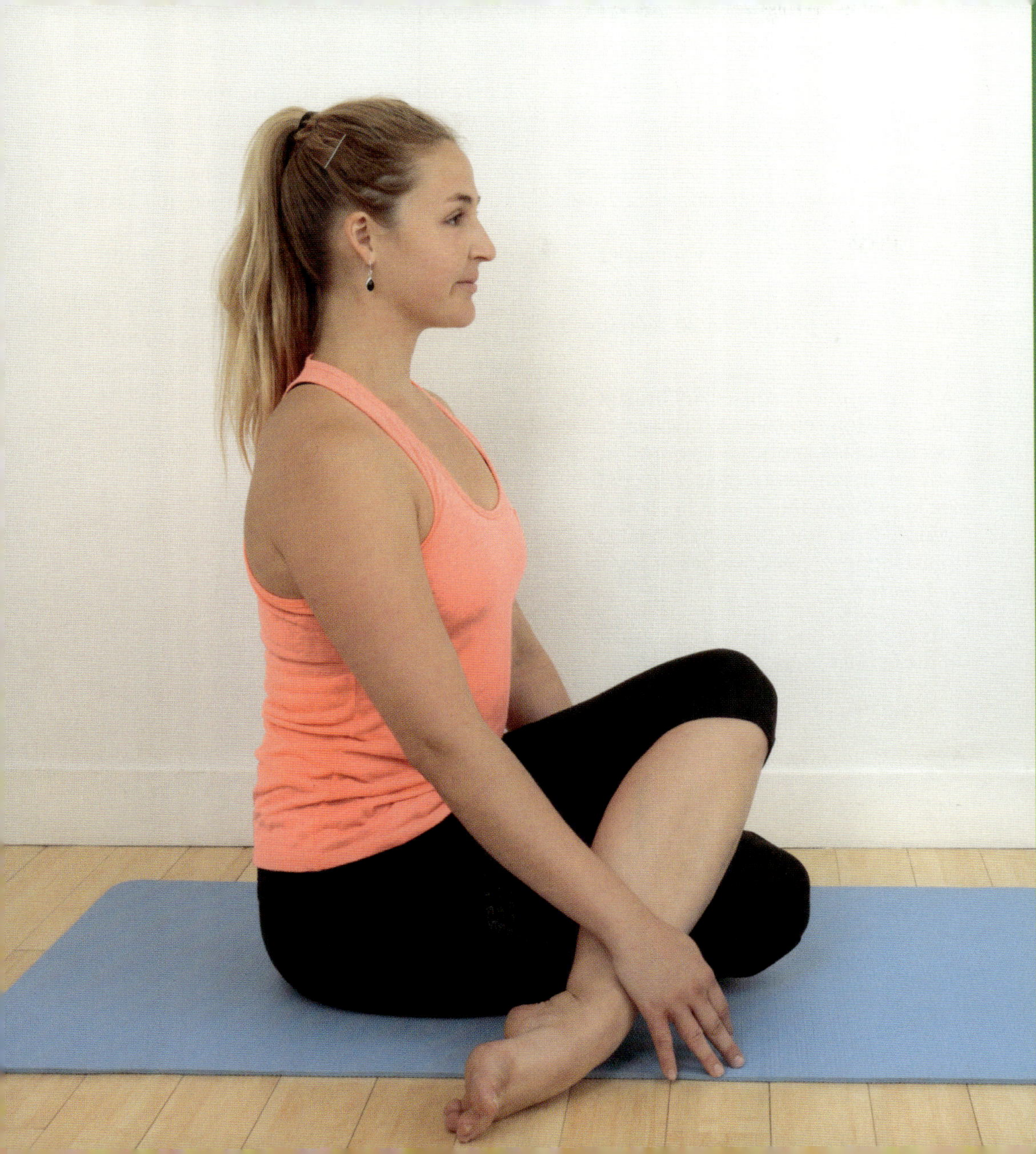

2. Placez votre main gauche entre les omoplates en passant par le dessus de la tête à l'inspiration, puis passez la main droite dans le dos pour attraper la main gauche à l'expiration. Si vous n'arrivez pas à joindre vos 2 mains, prenez une sangle pour vous aider (voir photo).

3. Maintenez la posture de 30 secondes à 1 minute.

4. À l'expiration décroisez les bras et à l'inspiration repassez à 4 pattes, puis décroisez les jambes à l'expiration. Si vous n'arrivez pas à passer à 4 pattes de la position tête de vache, levez le genou droit pour décroiser la jambe, puis allongez vos 2 jambes et repassez à 4 pattes.

5. Sur la prochaine inspiration rentrez dans la posture de l'autre côté.

Il est possible que vous ne ressentiez pas le même étirement ou la même facilité d'exécution dans cette posture des deux côtés. Cela est tout à fait normal, car nous avons un côté plus souple que l'autre et nous avons des facilités d'exécution d'un côté par rapport à l'autre au début. Acceptez cette différence et prenez le temps de progresser doucement sans forcer du côté plus délicat. Vous verrez qu'au bout d'un moment vous aurez autant de facilité des deux côtés. Si vous forcez trop vite, trop fort, vous risquez de vous faire mal au niveau des muscles et des articulations.

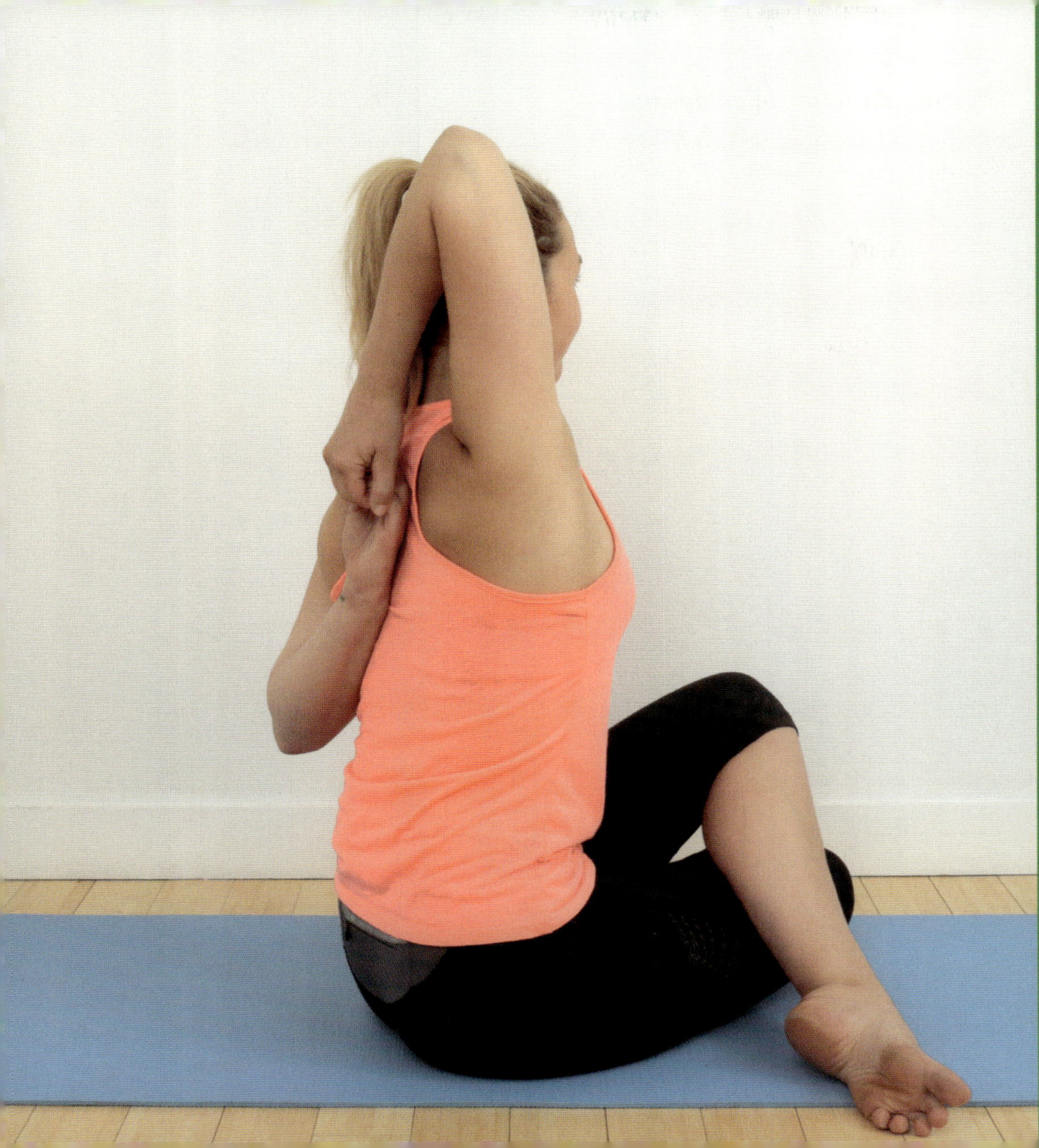

Posture du lotus - Padmasana

1. Placez-vous dans la posture du demi-lotus à droite.

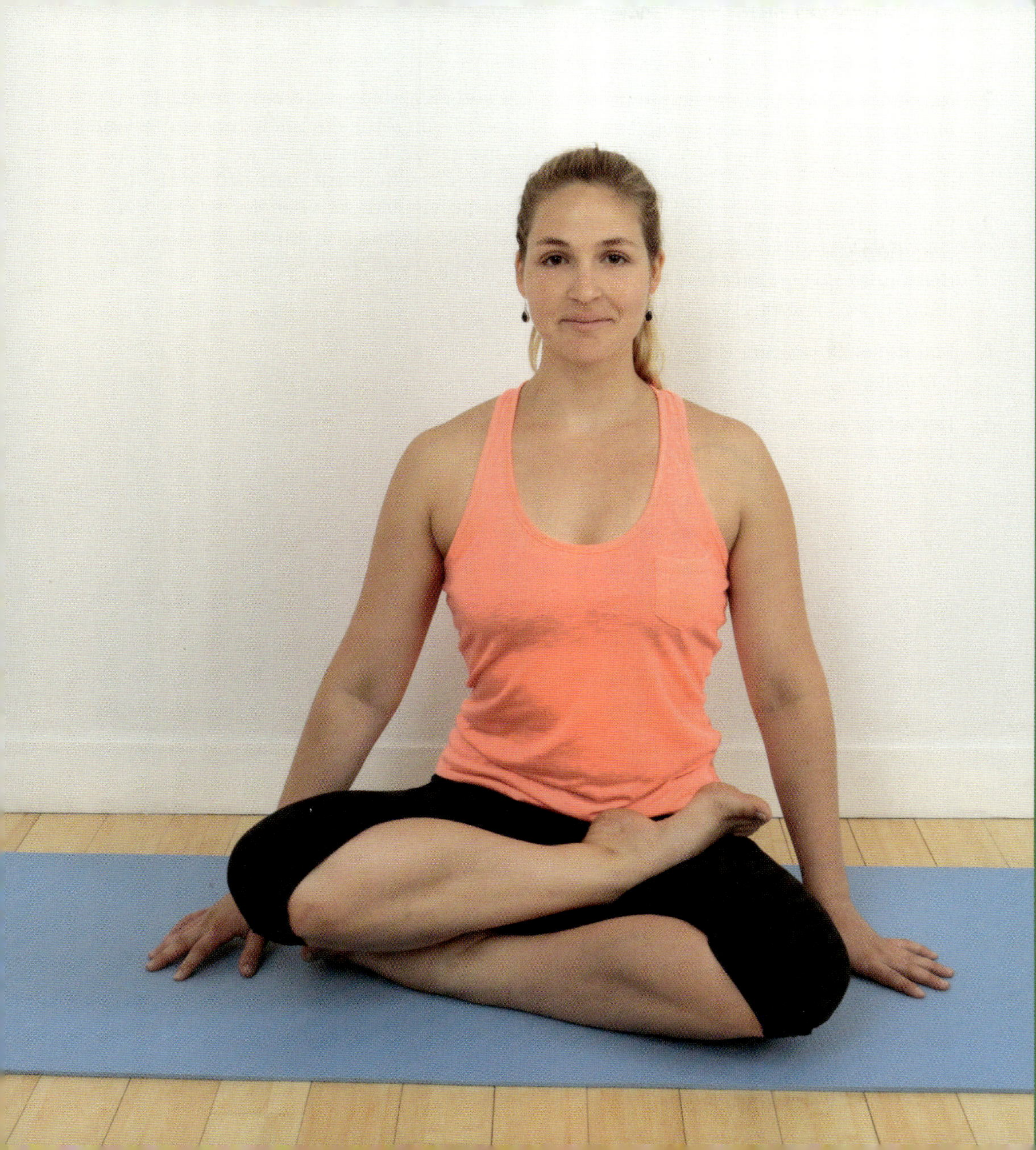

2. Ramenez le pied gauche en pliant la jambe avec les mains, puis venez placer le pied gauche dans l'aine droite.

3. Étirez votre dos vers le ciel en poussant vos ischions dans le sol, puis descendez vos genoux vers le sol, sans décoller vos fesses du sol (voir photo).

4. Maintenez la posture de 15 secondes à 1 minute.

5. Décroisez doucement les jambes. Pensez à rentrer dans la posture à gauche.

Si vous n'arrivez pas à rester dans la posture du lotus complète, entraînez-vous à maintenir le demi-lotus plus longtemps, en le perfectionnant dans la qualité du positionnement, et vous verrez que vous arriverez mieux à maintenir le lotus complet par la suite.

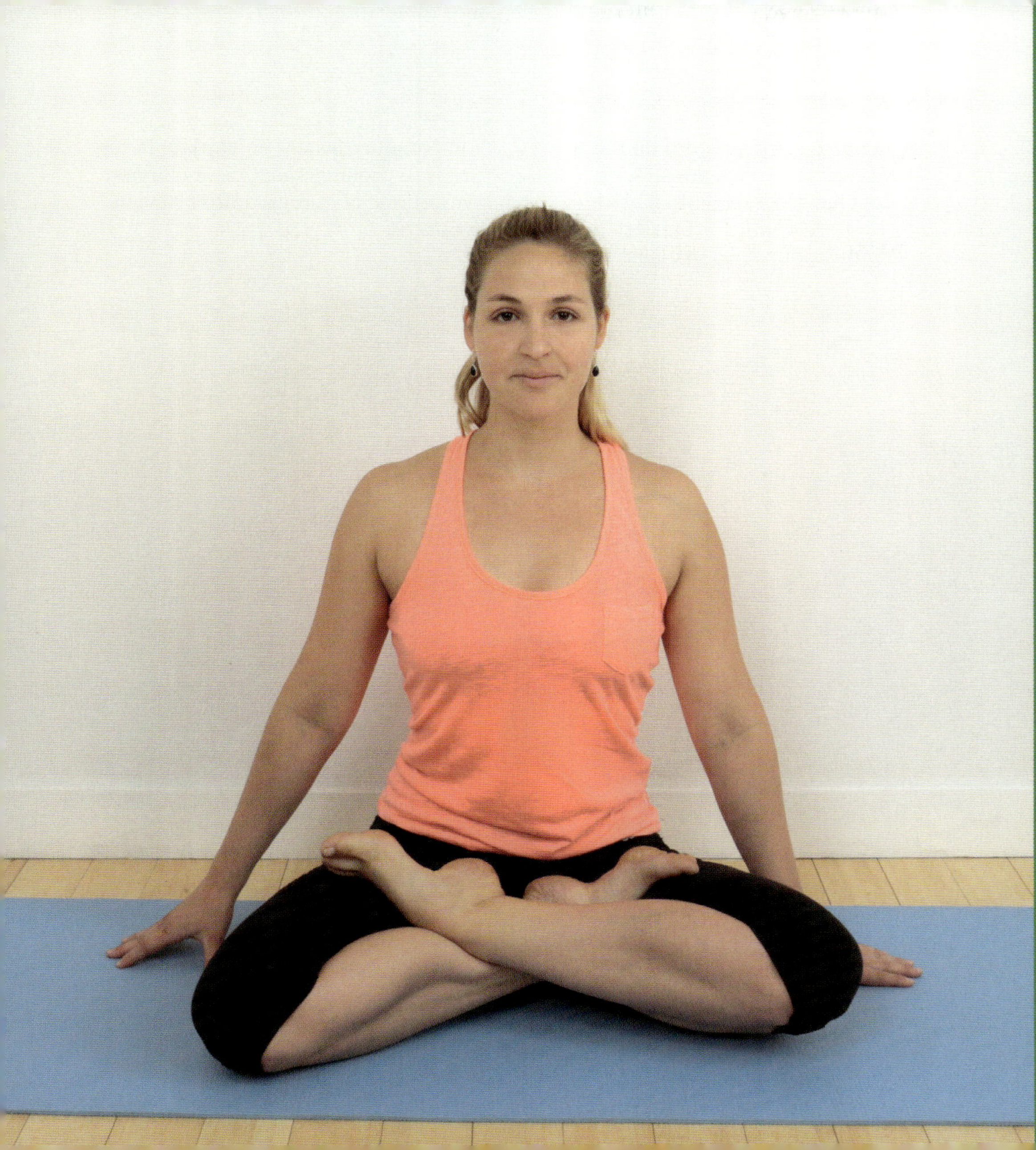

Posture du bateau

1. Placez-vous dans la posture du bâton. Pliez légèrement vos genoux et, en vous penchant légèrement en arrière, venez prendre appui sur l'arrière de vos ischions pour vous installer dans un équilibre fessier en gardant la tête dans le prolongement de la colonne vertébrale et le regard droit devant vous.

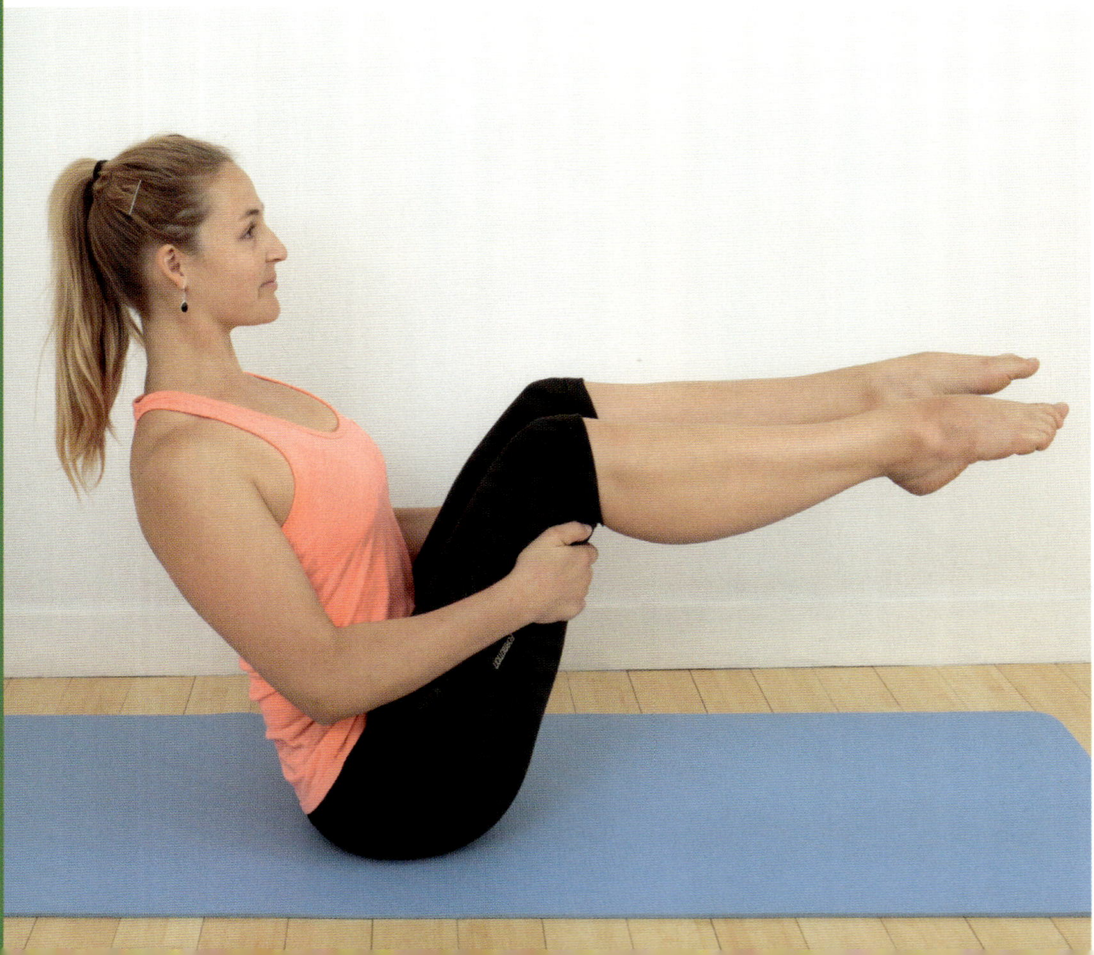

2. Allongez progressivement vos jambes tendues. Placez vos bras tendus à l'horizontale de chaque côté des genoux. Ne laissez surtout pas votre dos s'enrouler (voir photo).

3. Maintenez la posture de 15 à 30 secondes en respirant profondément et doucement. Vous pouvez répéter la posture 3 fois.

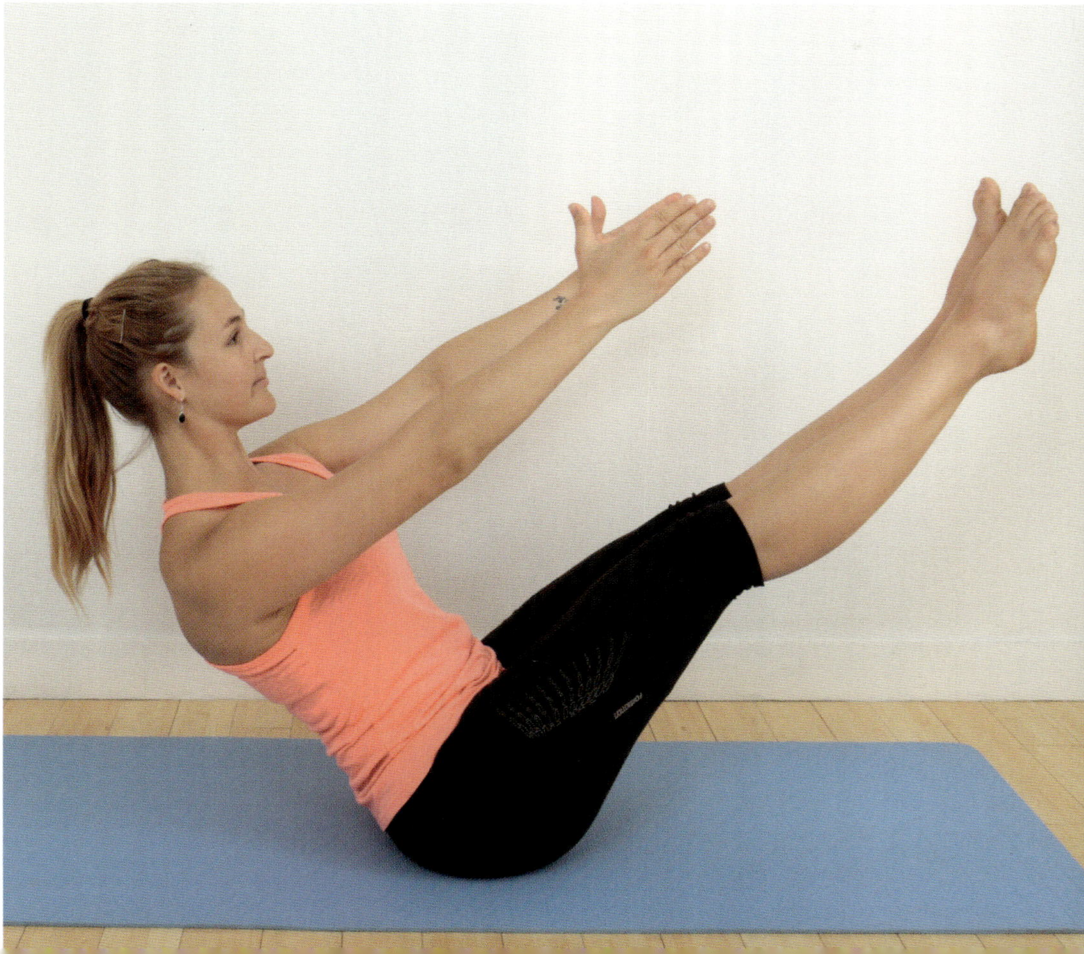

Postures allongées

La plupart des adeptes du yoga apprécient les exercices en position couchée sur le dos, parce que ceux-ci sont par nature relaxants.

L'enchaînement vous permet d'échauffer de façon efficace des muscles ou groupes musculaires spécifiques en laissant au repos les autres muscles.

Chien tête en haut

1. Allongez-vous sur le ventre, coudes pliés près du corps et les mains au sol de chaque côté de votre poitrine. Les jambes, écartées de la largeur du bassin, sont tendues et toniques (les quadriceps, muscles de l'avant des cuisses, sont contractés).

2. À l'inspiration, ramenez le pubis vers le sol et poussez sur vos bras en emmenant la poitrine vers l'avant et le ciel afin de vous redresser et d'avoir les coudes tendus. Repoussez vos mains dans le sol pour descendre vos épaules vers le bas et l'arrière du dos. Vos genoux se décollent du sol.

3. Étirez votre colonne du sacrum jusqu'au-dessus de la tête.

4. Sentez l'ouverture de toute la chaîne antérieure du buste (voir photo).

5. Sur l'expiration reposez le buste et les genoux au sol.

6. À l'inspiration suivante retournez dans la posture. Maintenez-la entre 15 et 30 secondes.

7. Reposez doucement votre buste au sol sur un temps expiratoire.

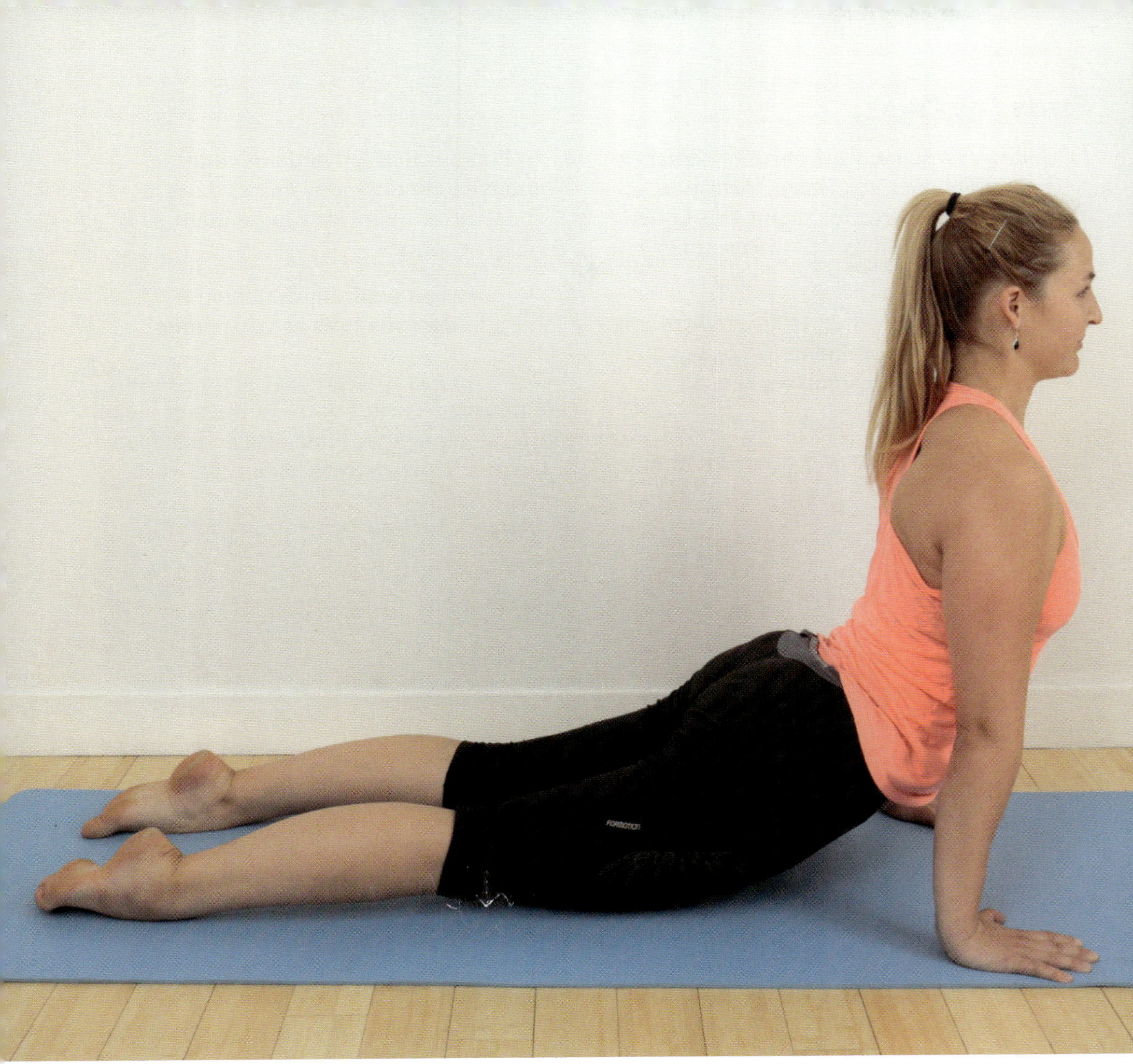

Posture de l'arc

1. Allongez-vous sur le ventre et ramenez les talons vers vos fesses. Attrapez les chevilles avec les mains des côtés respectifs, paumes des mains vers l'intérieur.

2. À l'inspiration, étirez et levez votre dos en ouvrant simultanément vos genoux et en décollant les cuisses du sol (voir photo).

3. À l'expiration, reposez doucement au sol.

4. À l'inspiration suivante décollez à nouveau le dos pour entrer dans la posture et maintenez-la pendant 20 à 40 secondes.

5. Reposez en expirant doucement et allongez vos bras et vos jambes.

Veillez à ne pas trop creuser le dos. Pour cela pensez à garder votre périnée et votre ventre bien engagés et ne laissez pas trop le sternum s'ouvrir vers le ciel.

Ne bloquez surtout pas votre respiration.

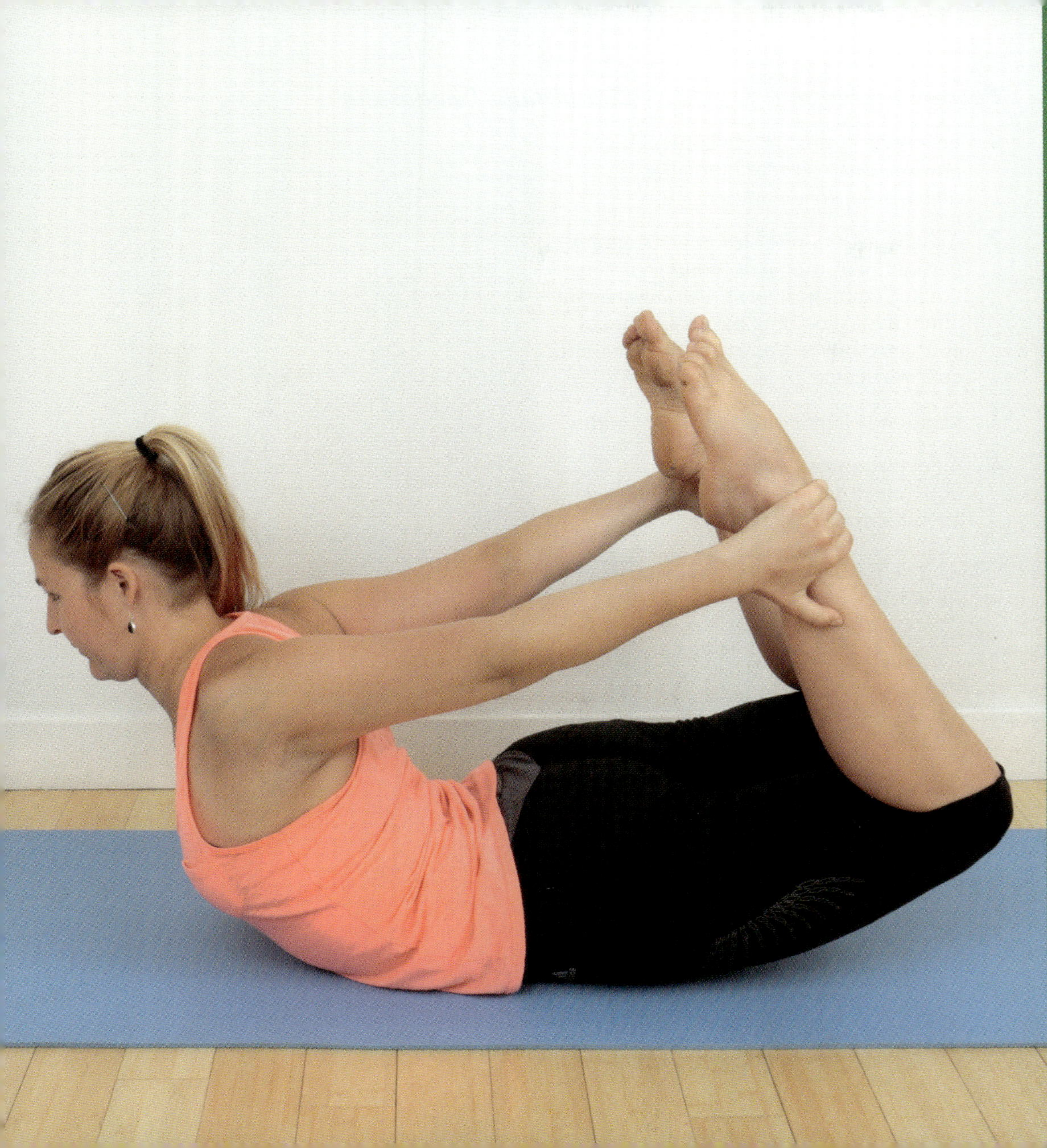

Posture du bâton à 4 pieds - Chaturanga Dandasana

1. Partez de la posture de la planche, jambes, buste et tête bien alignés, mains sous vos épaules.

2. À l'inspiration, pliez les coudes, en les gardant près du corps, comme si vous vouliez emmener votre tête vers l'avant afin d'avoir vos bras parallèles au sol et à votre buste. Vos avant-bras restent, eux, verticaux.

3. Maintenez la posture 10 à 45 secondes.

4. À l'expiration suivante posez doucement vos genoux au sol, puis allongez-vous à plat ventre.

Veillez à ne pas laisser votre tête partir vers le sol.

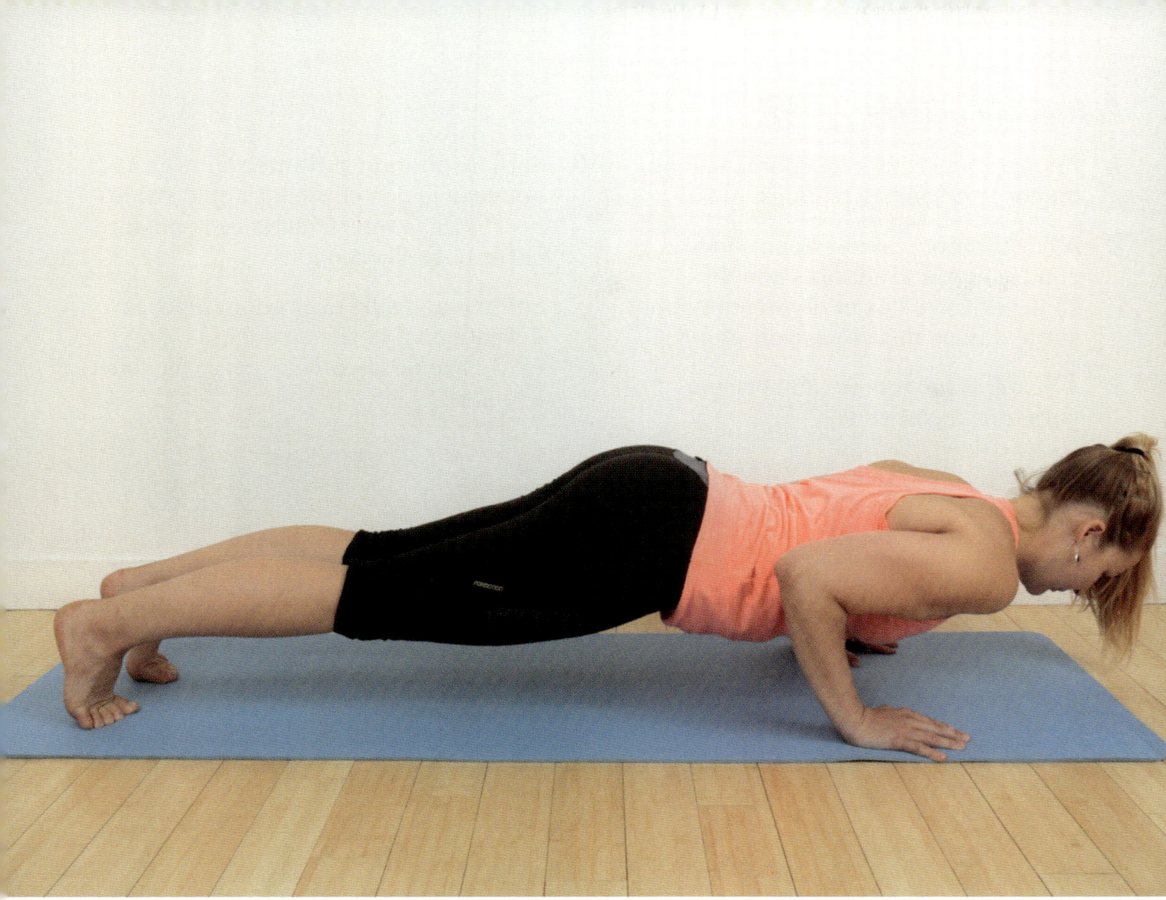

Posture du poisson

1. Allongez-vous sur le dos, bras le long du corps et jambes tendues.
2. À l'inspiration, prenez appui sur vos coudes et vos avant-bras afin de soulever votre dos et de prendre appui sur le dessus de la tête (voir photo).
3. À l'expiration, reposez doucement votre dos à plat au sol.
4. Sur l'inspiration suivante soulevez à nouveau le dos et prenez appui sur le dessus de la tête. Maintenez la posture entre 15 et 45 secondes.
5. Sur une nouvelle expiration, reposez délicatement le dos au sol et la tête dans l'axe de la colonne cervicale, bien allongée.

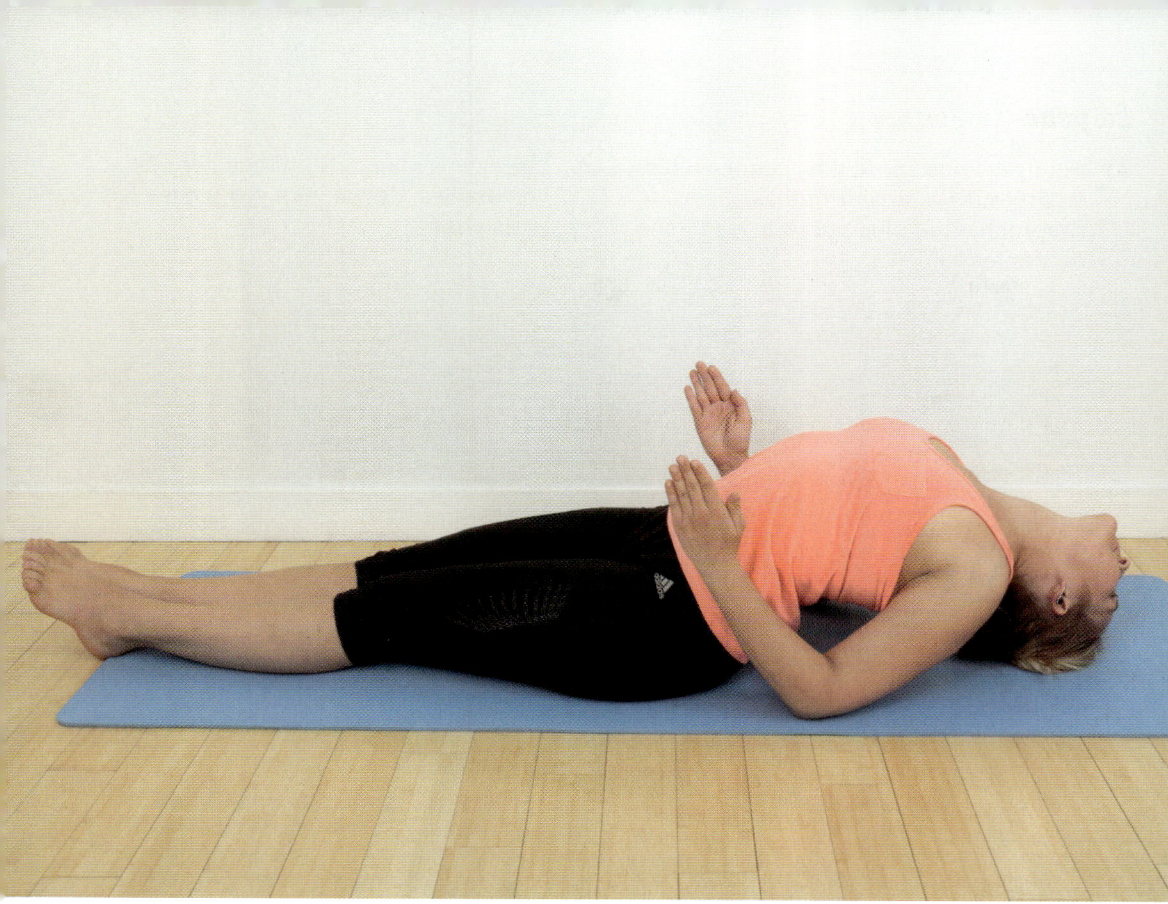

Le pont

1. Allongez-vous sur le dos, jambes pliées, écartées de la largeur du bassin, en rapprochant le plus possible les talons de vos fesses.
2. Placez vos mains de chaque côté de vos oreilles, doigts vers vos pieds (voir photo).

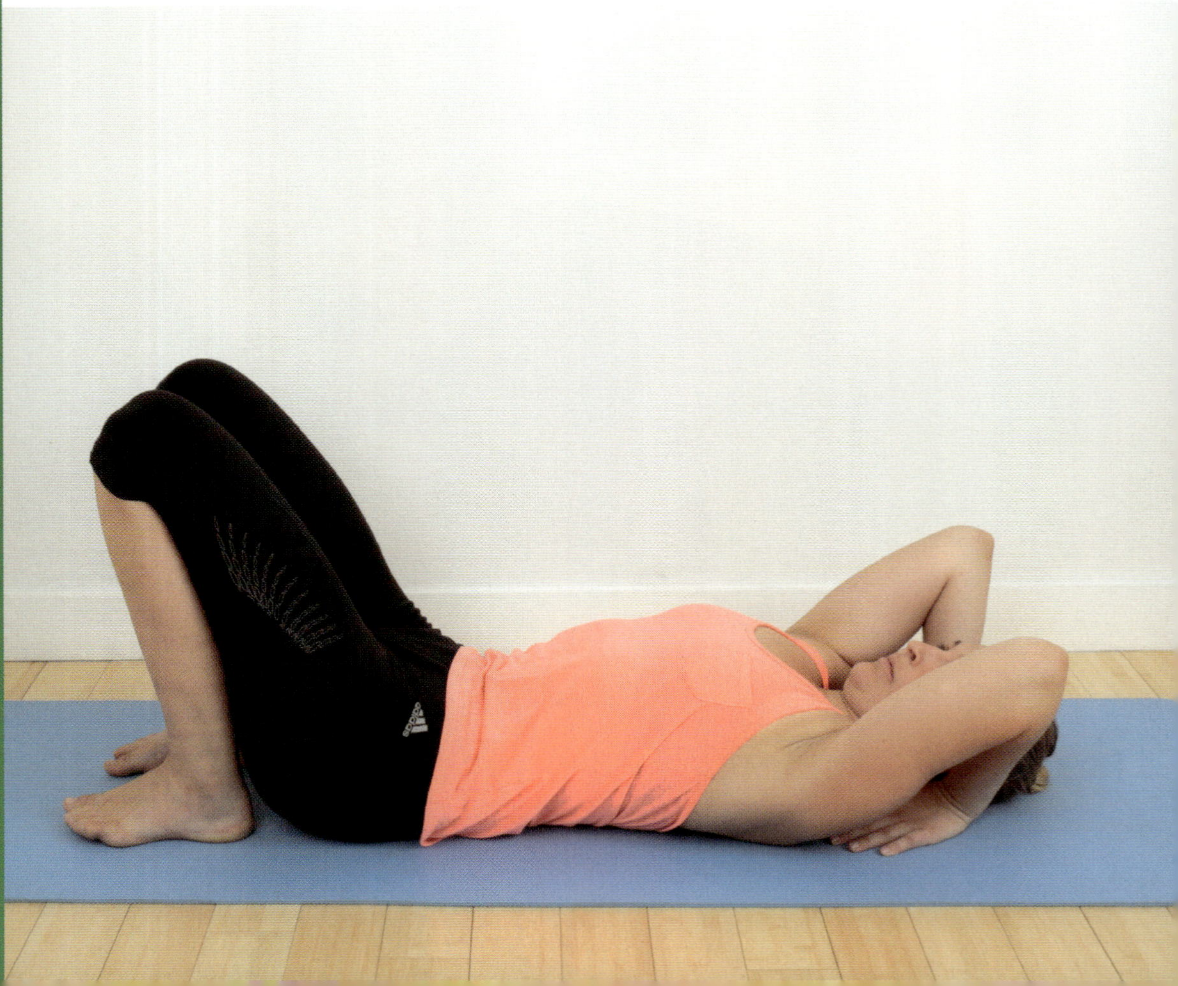

3. À l'inspiration, venez vous placer en appui sur le dessus de votre tête en poussant sur vos pieds et vos mains (voir photo).

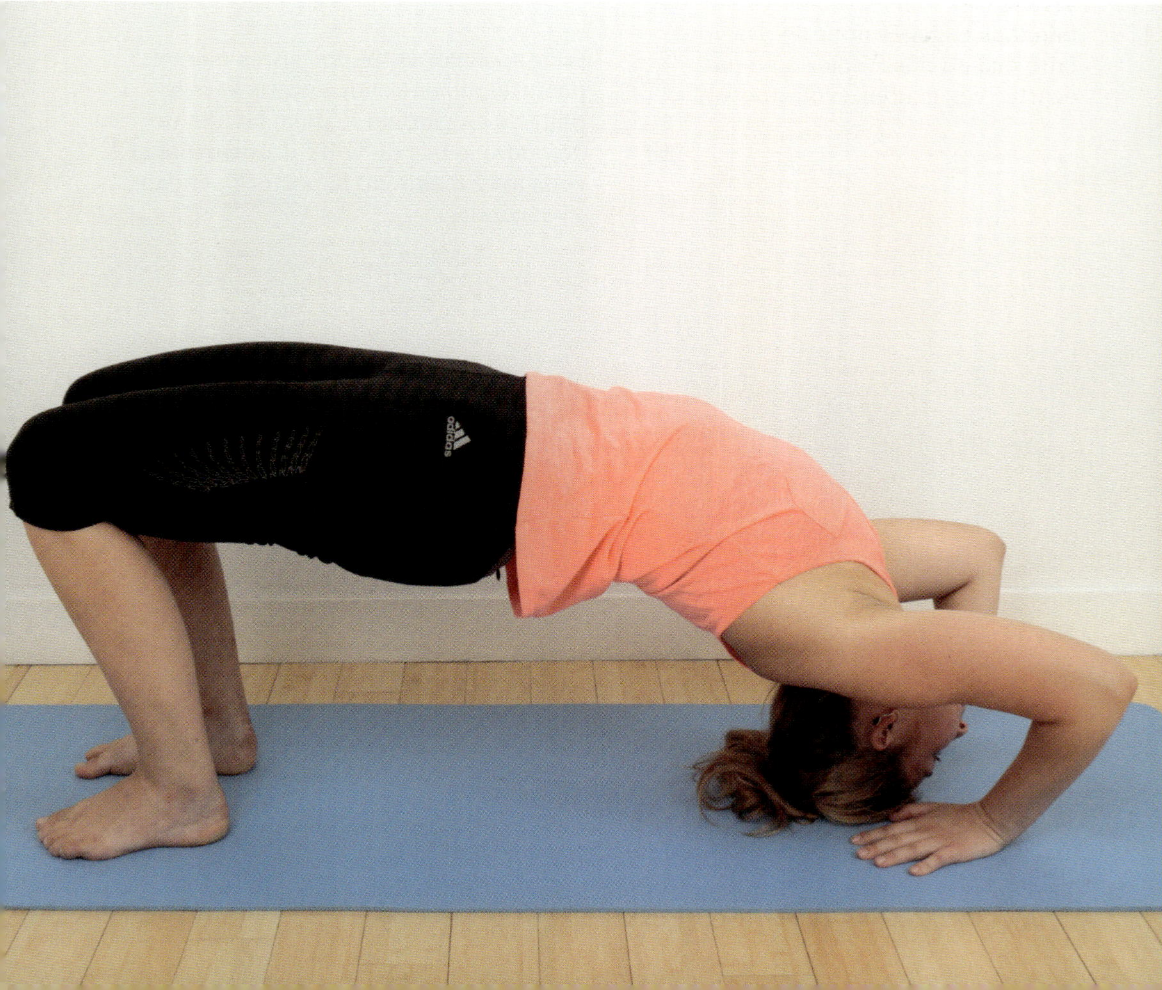

4. Si vous sentez qu'il est difficile de maintenir cette posture, reposez vos épaules au sol et travaillez dans la posture du demi-pont.

5. À l'inspiration suivante, poussez sur vos mains pour envoyer le pubis vers le ciel. Pensez à bien garder vos bandhas engagés pour ne pas vous faire mal au dos. Veillez à ne pas écarter vos genoux (voir photo) !

6. Maintenez la posture entre 5 et 45 secondes (voir posture du vent p. 16).

7. À l'inspiration, reposez le dessus de la tête au sol, puis sur une expiration reposez vos épaules et votre dos au sol.

Pour soulager votre dos après une telle posture, ramenez vos genoux vers la poitrine en gardant le dos plat afin de détendre le bas de votre dos, surtout si vous avez maintenu la posture pendant 45 secondes.

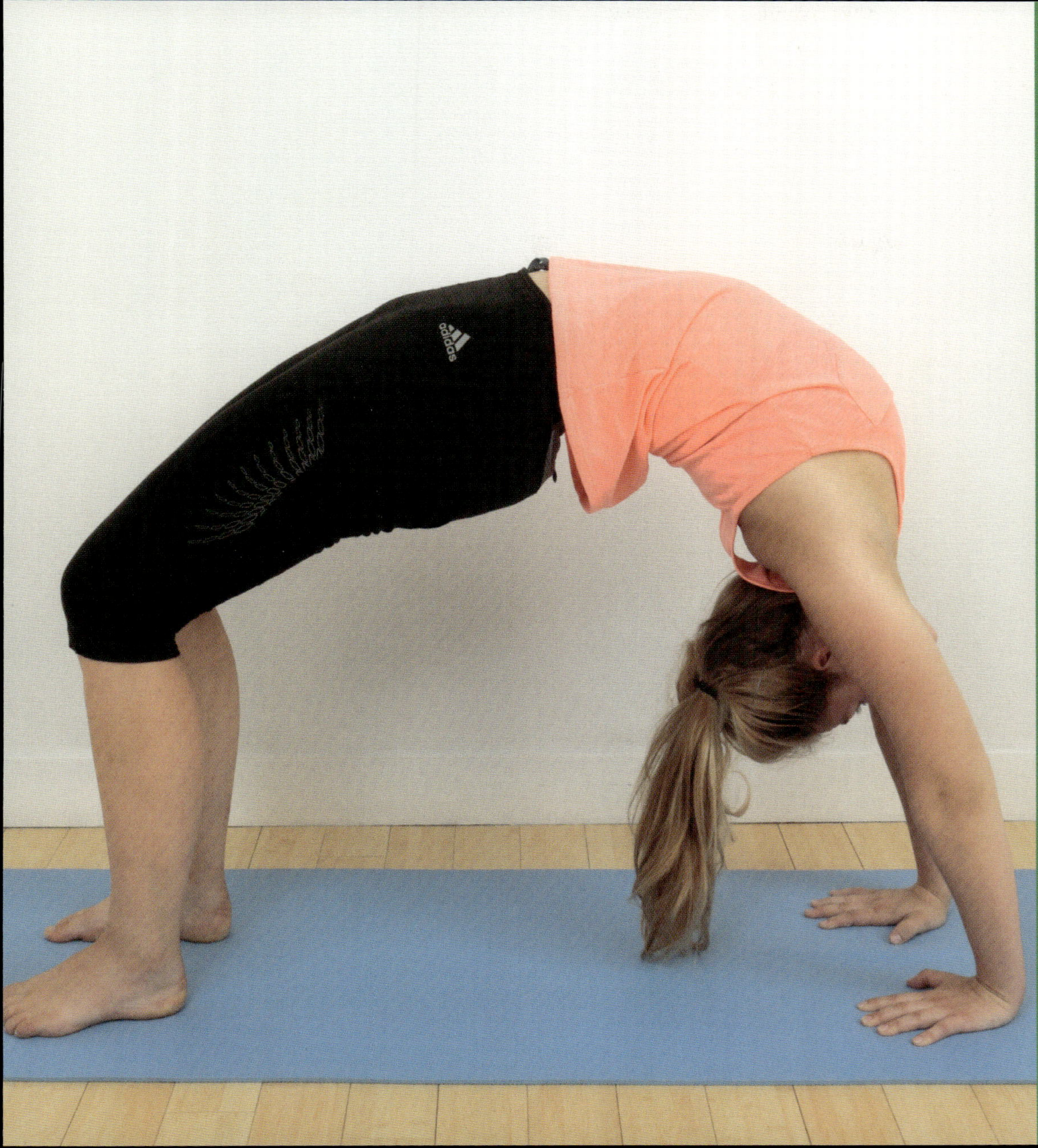

Relaxation

On le dit et on le répète, pensez toujours à finir par quelques minutes de relaxation après avoir pratiqué des postures de yoga.

Placez-vous dans la posture du cadavre et étirez-vous avec les jambes et les bras en arrière. Lâchez vos bandhas, soufflez, bâillez, soupirez.

Replacez tranquillement les bras le long du corps, reprenez une respiration calme et lente.

Ressentez tranquillement et sans jugement l'ensemble de votre corps.

Passez en revue chaque partie de votre corps, chaque articulation, muscle… Sentez si vous avez des zones douloureuses ou au contraire des zones plus souples sans porter de jugement sur vos observations. Vous n'avez pas de pensées négatives et vous ne songez qu'à vous et votre corps en percevant comment vous vous sentez dans le moment présent.

Restez dans cette posture de relaxation de 5 à 10 minutes selon le besoin que vous ressentez.

Pliez vos jambes doucement en gardant vos pieds au sol. Tournez sur le côté droit et venez vous asseoir en tailleur ; ressentez votre corps quelques minutes en position assise. Vous pourrez alors vous mettre debout tout doucement.

Chapitre 3

Les postures extrêmes

Comme leur nom l'indique, les postures extrêmes ne peuvent être pratiquées qu'après un entraînement conséquent. Elles requièrent souplesse, technique et entraînement.

Ne pratiquez pas la posture de la charrue ni celle de la chandelle si vous avez des troubles de tension artérielle, si vous êtes enceinte et lors de vos 3 premiers jours de règles, mesdames.

Ces postures sont faites pour ramener le sang vers le bassin. Exécutées pendant les règles, elles risqueraient de provoquer des douleurs.

Si vous avez de fortes douleurs cervicales, ne pratiquez pas non plus ces deux postures.

La charrue

1. Allongez-vous sur le dos, jambes pliées et pieds au sol, bras le long du corps et paumes des mains vers le sol.

2. À l'inspiration, décollez les pieds du sol pour emmener les jambes à la verticale et, sur l'expiration, continuez d'enrouler le dos par les jambes et la force de votre ventre en allant poser les pieds au sol derrière la tête, jambes tendues (voir photo).

3. Maintenez la posture entre 1 et 5 minutes. Pour aller plus loin dans la posture, engagez bien vos bandhas, mains jointes, poussez vos bras dans le sol et détendez votre haut du dos.

4. Sur une longue et lente inspiration déroulez doucement le dos au sol en gardant les jambes tendues et allongez vos jambes sur le sol.

Si vous avez des douleurs cervicales et que l'appui est difficile sur le cou, placez une couverture sous vos épaules et le haut de votre dos. Vous soulagerez ainsi l'appui sur les vertèbres cervicales tout en diminuant l'amplitude de flexion du cou.

Si la douleur persiste, ne pratiquez pas cette posture pour le moment ni la posture de la chandelle.

Consultez un médecin, un masseur-kinésithérapeute ou un ostéopathe afin de soulager vos douleurs. Vous pourrez ensuite tester à nouveau cette posture.

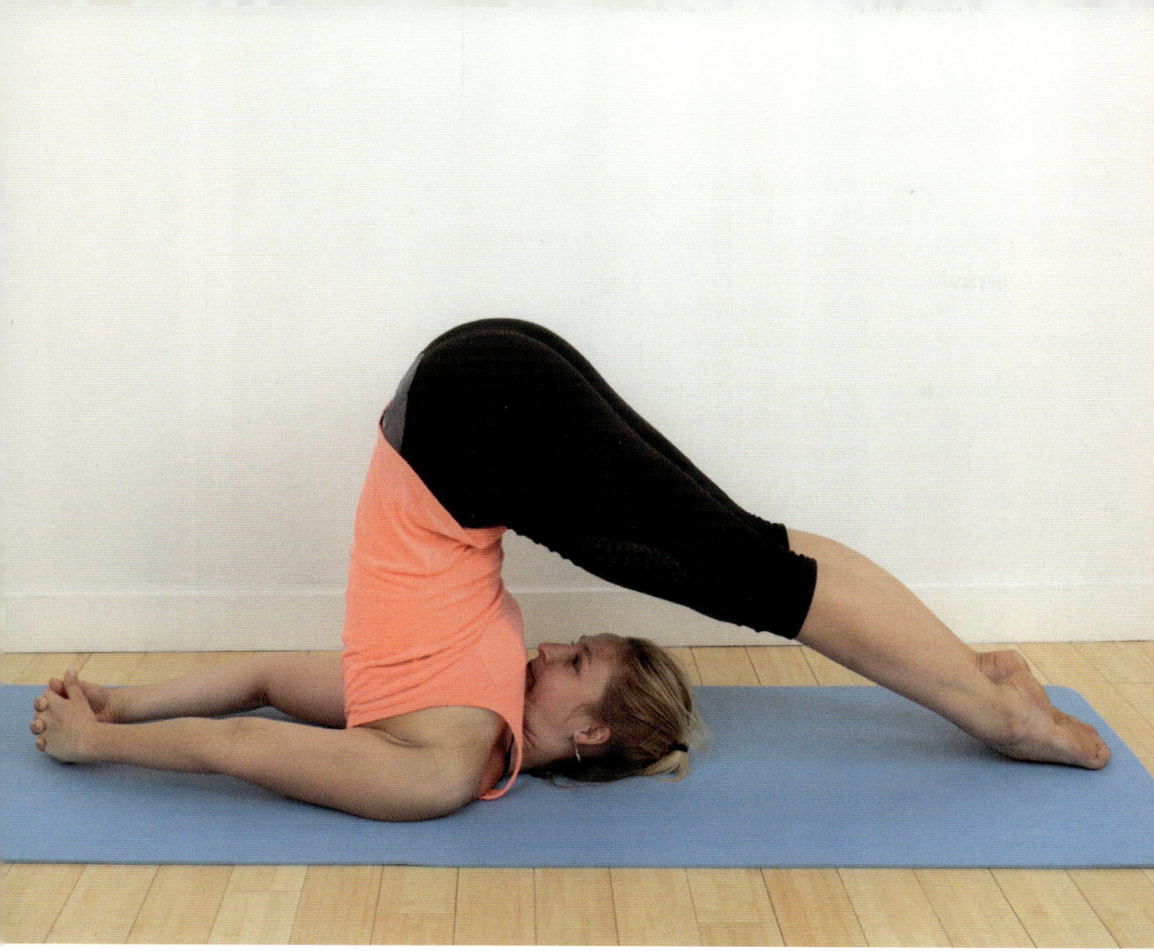

La chandelle

Ne pratiquez la posture de la chandelle qu'une fois la posture de la charrue maîtrisée. Si vous allez trop vite dans votre progression, vous ne tiendrez pas la posture de la chandelle et vous risquez de vous blesser au niveau des cervicales.

1. Allongez-vous sur le dos, genoux pliés, pieds au sol et bras le long du corps avec les paumes des mains vers le sol.

2. Décollez vos genoux vers la poitrine et rentrez dans la posture de la charrue.

3. Placez vos paumes dans le dos afin de le maintenir le plus vertical possible. Vérifiez que vos coudes sont rapprochés l'un de l'autre.

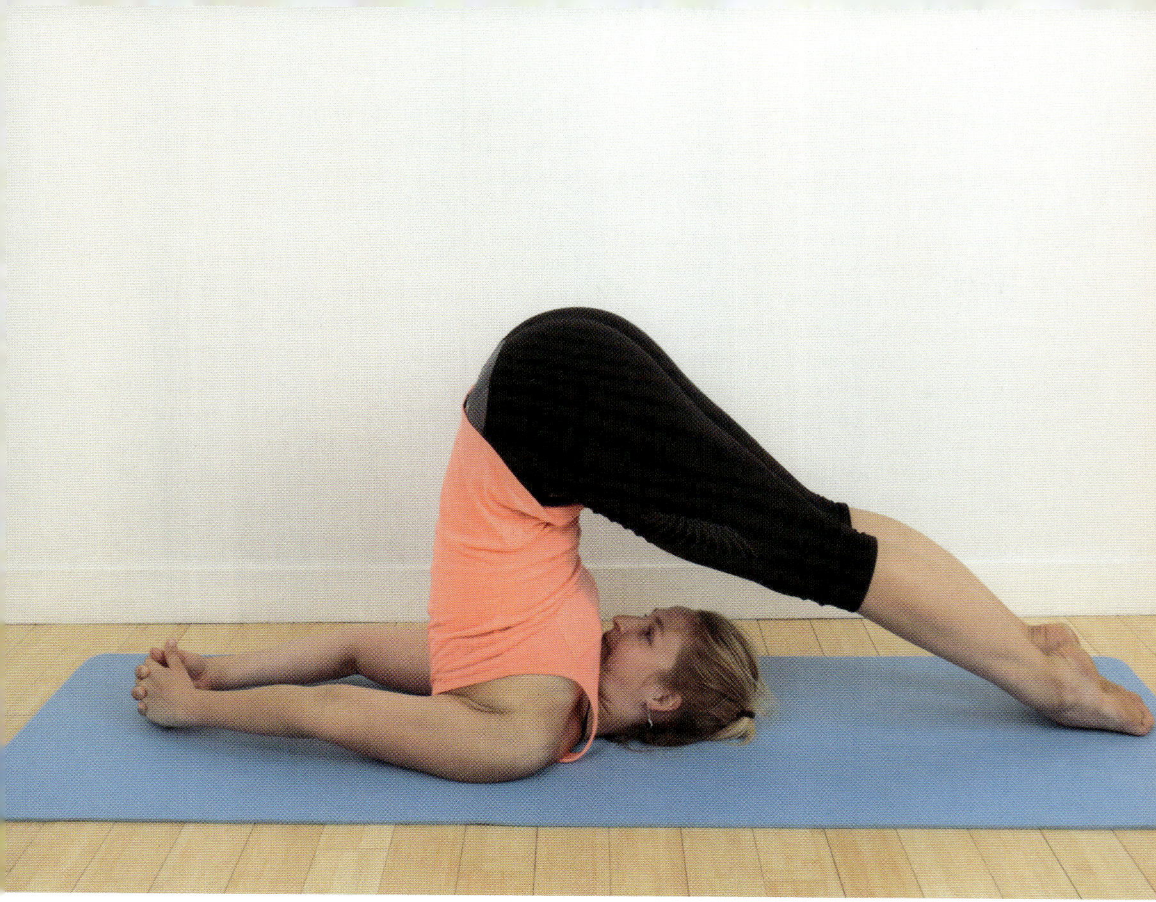

4. Sur une inspiration, allongez vos deux jambes tendues vers le ciel. Pensez à les étirer le plus possible vers le ciel afin de tonifier vos muscles et de vous aider à maintenir les pieds au ciel. Imaginez que vous voulez toucher le plafond de votre pièce avec les coussinets de vos pieds ! C'est un bon moyen de chercher cet allongement nécessaire au maintien de la posture de la chandelle (voir photo).

5. Maintenez cette posture entre 30 secondes et 5 minutes.

6. Pour sortir de la posture, pliez les genoux en les ramenant vers le visage, allongez vos bras sur le sol. Sur une inspiration lente et longue, déroulez doucement le dos sur le sol et allongez les jambes.

Prenez le temps de venir vous installer dans la posture du vent (voir p.16) pour soulager votre dos pendant 5 cycles respiratoires au moins.

Les précautions sont les mêmes que pour la chandelle. Si vous avez de très fortes douleurs cervicales, ne pratiquez pas cette posture. Si vous ressentez un inconfort au niveau des cervicales, placez une couverture pliée sous vos épaules et le haut de votre dos afin de soulager les petites tensions musculaires du haut du dos.

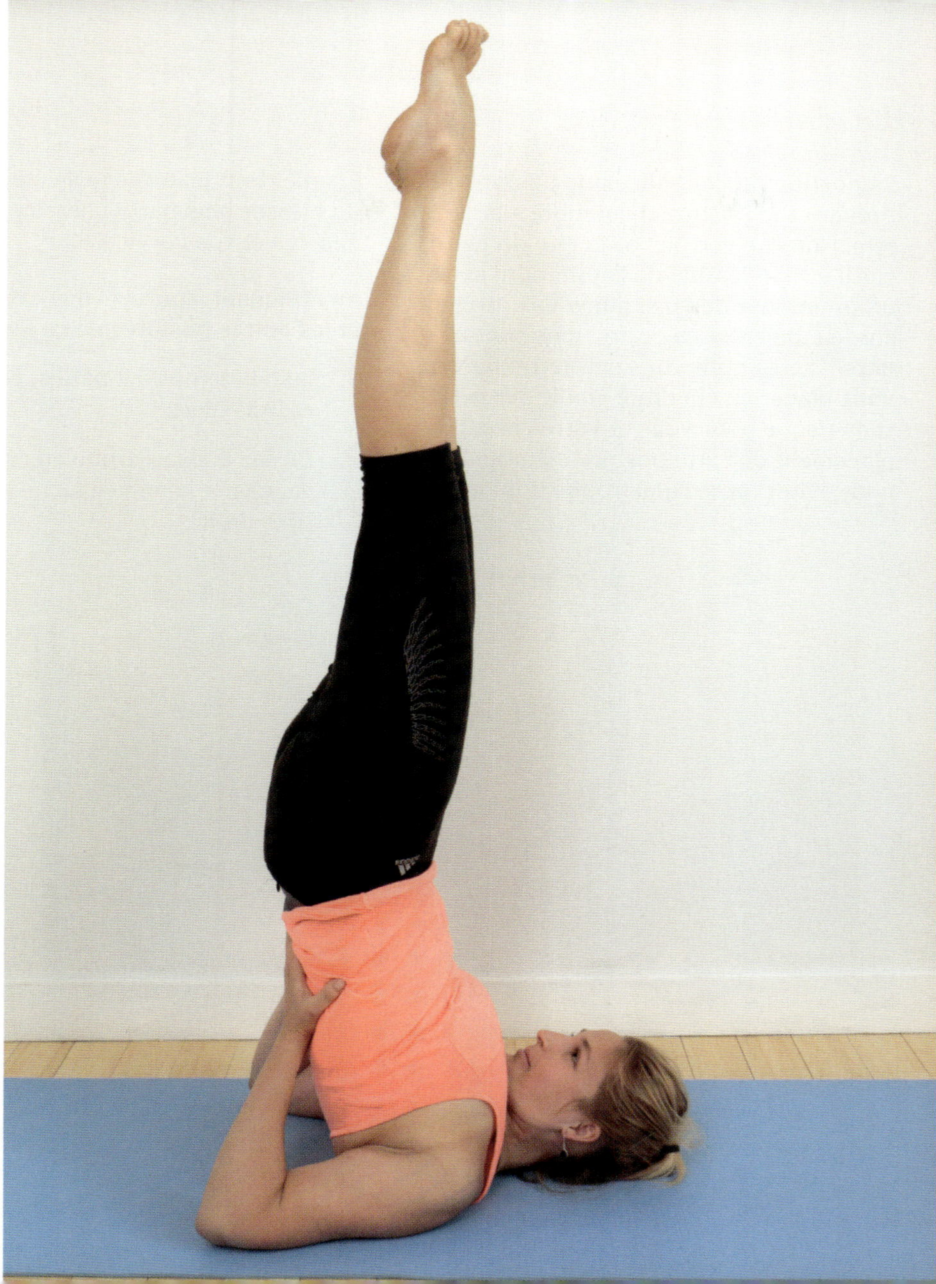

Le dauphin

La posture du dauphin est la posture qui prépare à la posture d'équilibre sur la tête. Nous ne verrons pas cette dernière, car il est préférable de l'apprendre avec un professeur de yoga qui vous corrigera sur le moment. Ces corrections sont très importantes pour vous permettre de venir vous placer en équilibre stable sur la tête sans risque pour vous et votre corps. Le placement de cette posture est primordial pour éviter toute catastrophe douloureuse. En effet tout mauvais placement risquerait de blesser plus particulièrement vos épaules et vos cervicales.

En attendant, amusez-vous avec le dauphin et les autres postures de ce livre.

1. Installez-vous à 4 pattes, coudes au sol et bras pliés.
2. Placez la main droite en arrière du bras gauche et la main gauche en arrière du bras droit.

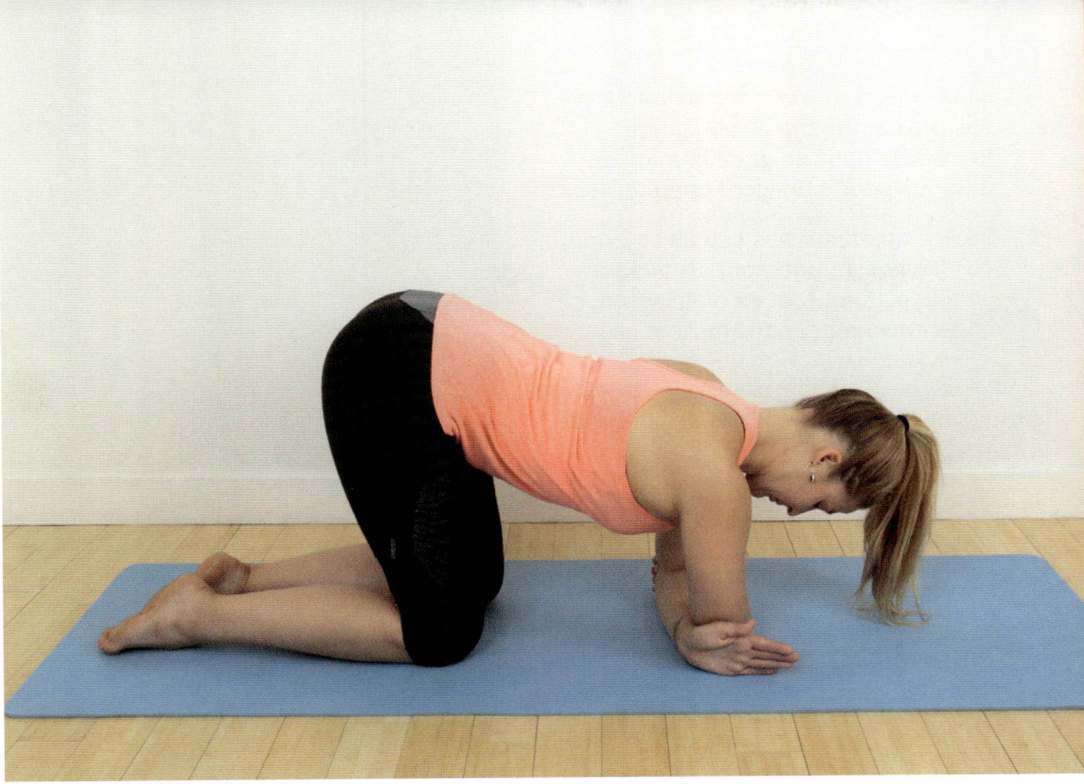

3. Sans bouger vos coudes au sol, ouvrez vos bras et crochetez vos doigts. Rentrez le petit doigt de la main du dessous pour soulager l'appui dessus.

4. Prenez appui sur vos orteils et tendez vos jambes en poussant les ischions vers le plafond tout en maintenant impérativement le dos étiré et droit.

Si cela est trop difficile pour vous, pliez vos genoux en maintenant le dos droit et étiré.

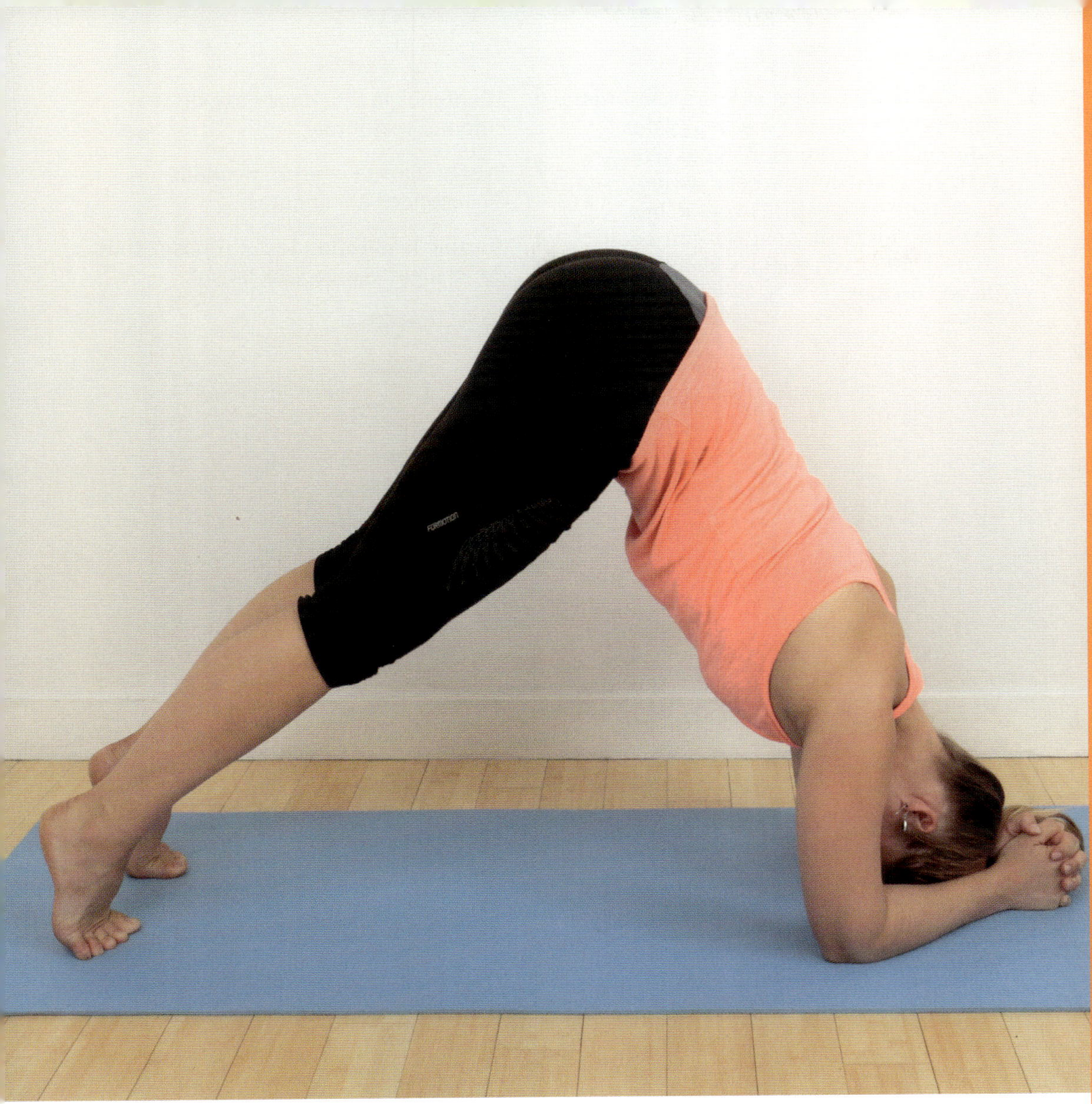

5. Repoussez vos mains et vos avant-bras dans le sol et sentez vos omoplates « descendre » (attention : vous avez la tête en bas, donc le sens du mot descendre est relatif…) vers le bas de votre dos. Vous sentirez votre cou se dégager et vos épaules s'éloigner de vos oreilles.

6. Maintenez la tête dans l'axe de la colonne vertébrale.

7. Restez dans la posture pendant 30 secondes à 3 minutes.

8. Sur une inspiration lente, reposez tout doucement vos genoux au sol.

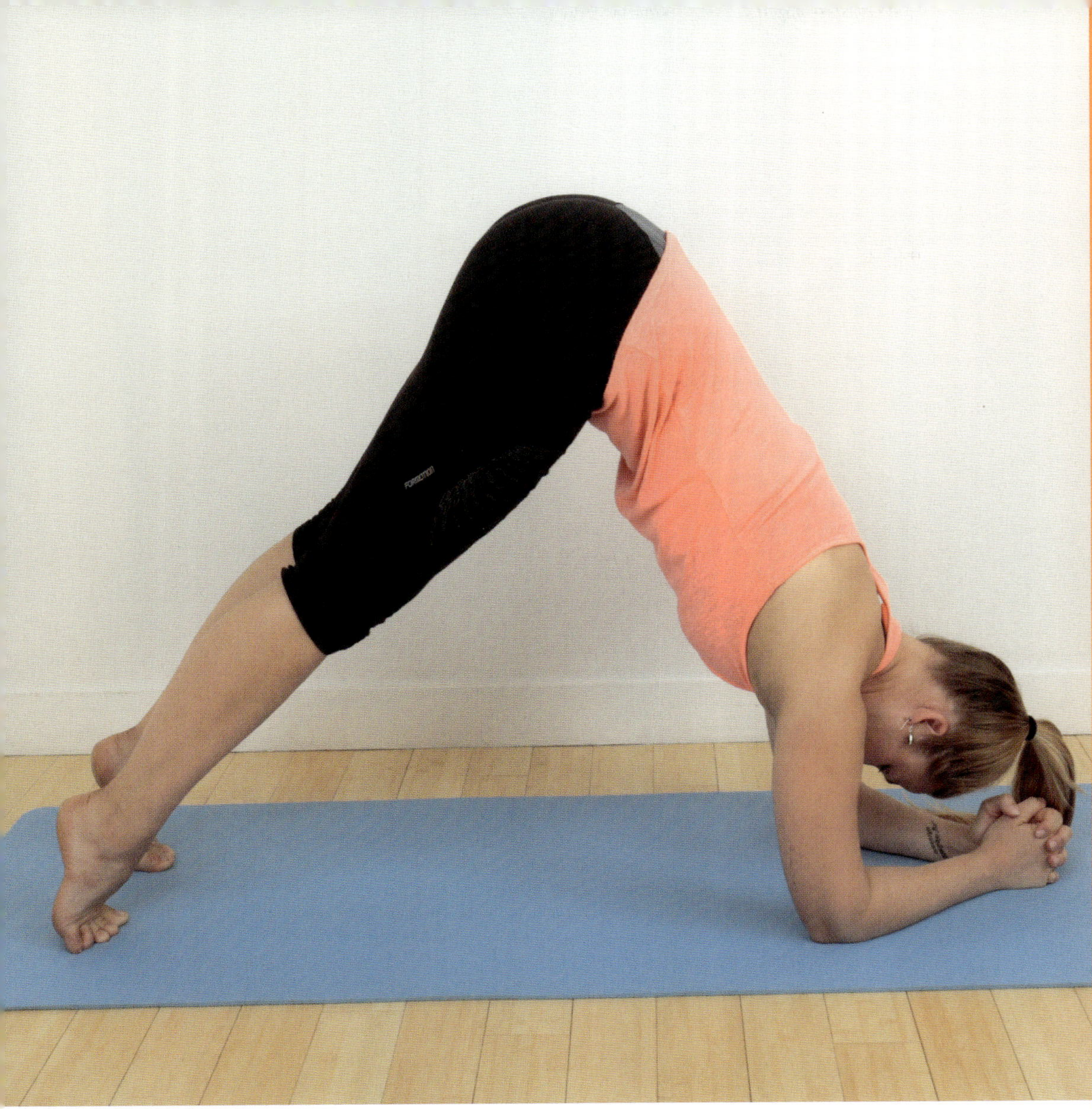

Chapitre 4

Les variantes

Les variantes proposées dans ce chapitre vous permettront d'adapter les postures de base en fonction de vos possibilités musculaires, articulaires et d'équilibre.

Il est toujours préférable de commencer dans une posture de facilité pour la compliquer progressivement plutôt que de vous mettre en difficulté voire en échec sur une posture, car vous n'arriverez pas à vous améliorer.

Pensez toujours à réaliser la même variante d'une posture des deux côtés pour être équilibré. Même si vous maîtrisez très bien la variante plus complexe à droite par rapport à gauche par exemple, faites la posture de base à droite comme à gauche. Vous serez alors symétrique dans votre corps et vous pourrez progresser plus rapidement.

Posture de l'arbre

Dans les premiers temps, l'équilibre dans la posture de l'arbre (pour la posture de base, voir p. 46) peut être délicat et très instable. Dans ce cas, au lieu de mettre le talon en haut de la cuisse, commencez par mettre la pointe de pied au sol et le talon sur la cheville. Une fois que votre équilibre est maintenu pendant 1 minute, vous pourrez placer le pied sur le dessus du pied au sol et le talon sur le devant du tibia. Une fois cette deuxième variante maintenue 1 minute, vous pouvez placer le pied au-dessus du genou.

Posture de la main à l'orteil

Cette posture nécessite un bon équilibre ainsi qu'une bonne souplesse de l'arrière de la cuisse.

Si ce n'est pas votre cas, commencez cette posture jambe pliée.

1. Sur une inspiration, pliez le genou vers la poitrine et attrapez-le avec votre main droite. Placez la main gauche toujours à la taille. Pensez à étirer votre dos au maximum (voir photo).
2. Maintenez la posture entre 30 secondes et 1 minute et cherchez à monter le genou droit le plus haut possible sans lever la hanche droite ni vous pencher en arrière.
3. Puis sur une inspiration, lâchez le genou en le maintenant toujours vers la poitrine par la force du ventre et du périnée. Puis sur une expiration reposez le pied au sol.
4. Faites de même du côté gauche.
5. Une fois que vous maîtrisez cette variante de la posture de la main à l'orteil, vous pouvez réaliser la posture avec l'orteil dans la main mais jambe pliée afin de vous aider à garder le dos bien étiré et droit. Utilisez la même respiration que celle décrite dans la posture initiale.

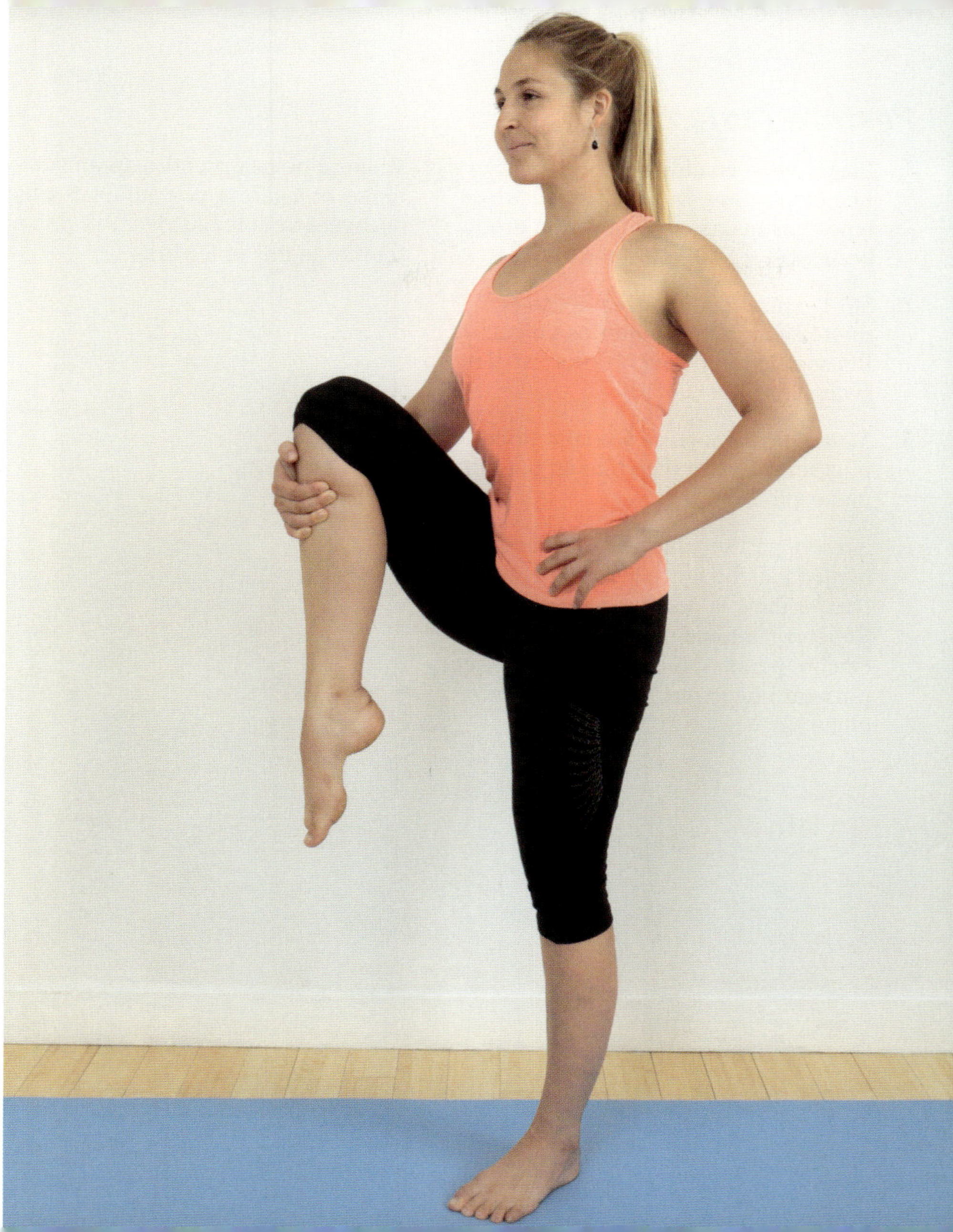

Posture fente haute

1. Placez-vous en chien tête en bas. Sur une inspiration, ramenez le pied droit entre vos mains, sous le genou droit, pour garder le tibia vertical.

2. Sur l'expiration, allongez le dos et mettez-vous sur le bout des doigts. Poussez le talon gauche vers l'arrière (voir photo).

3. Maintenez la posture 5 respirations, puis revenez en chien tête en bas sur une expiration.

4. Sur l'inspiration suivante, ramenez le pied gauche entre les mains pour rentrer dans la posture à gauche. Répétez le même positionnement de ce côté pendant 5 cycles respiratoires, puis sur une expiration revenez en chien tête en bas.

Veillez à ne pas prendre appui sur vos mains et à garder vos omoplates bien engagées vers le bas de votre dos pour tonifier le dos et les bras.

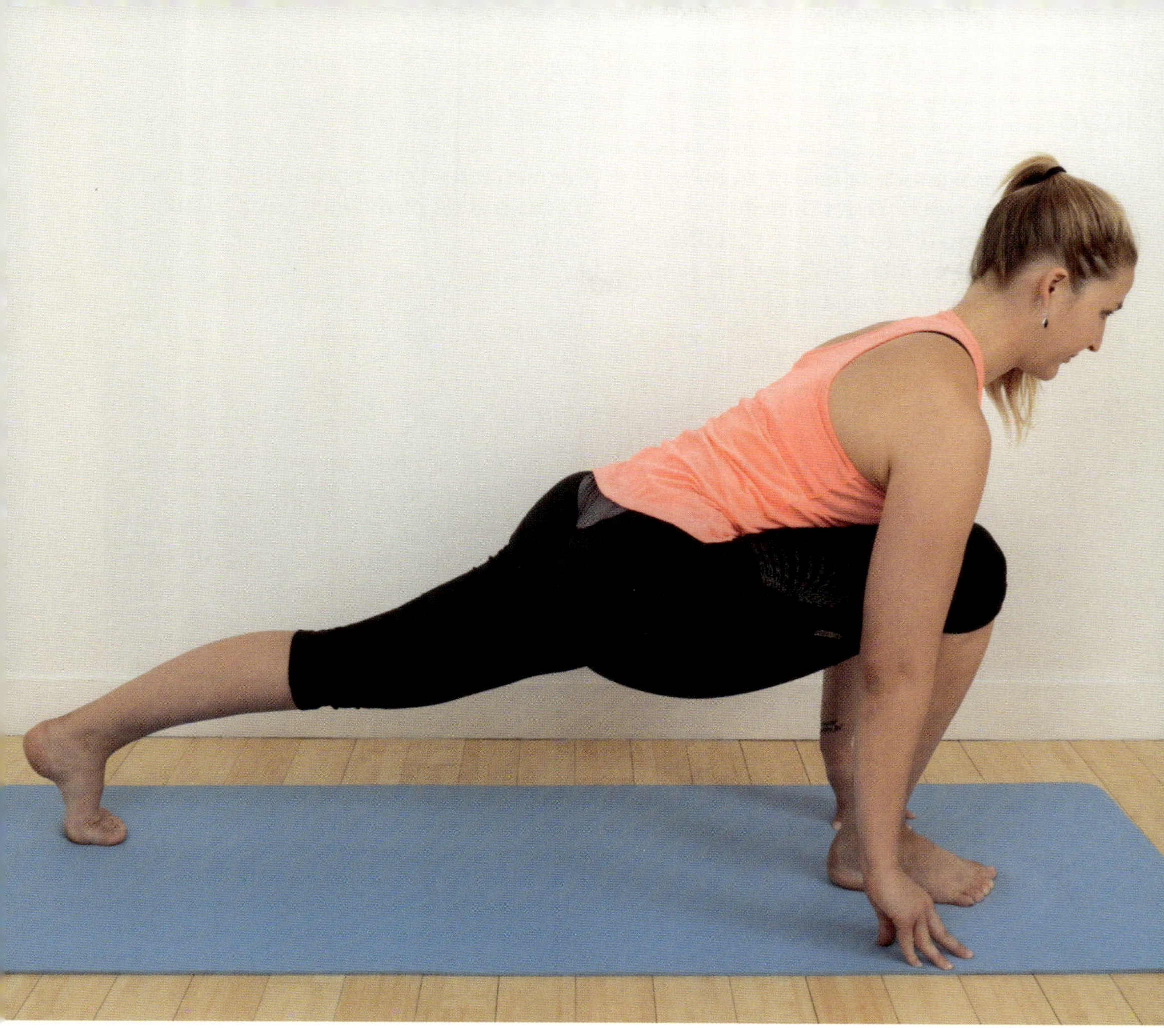

Guerriers 1 et 2

Parfois, on ressent de la fatigue et le maintien des guerriers est difficile. Il demande trop d'efforts sur les jambes. Pour pouvoir travailler vos hanches sans fatiguer inutilement vos jambes, nous allons voir 2 méthodes au sol.

Ces variantes sont à pratiquer si vous n'avez pas de problèmes aux genoux.

Variante A

1. Installez-vous en chien tête en bas.
2. Sur une inspiration, ramenez le genou droit vers l'avant et posez-le au sol sur le tibia.
3. Sur une expiration, asseyez-vous au sol, pointe de pied droite à l'intérieur de la fesse droite. Gardez les mains de chaque côté de vos hanches en appui sur le bout des doigts.
4. Sur une inspiration, repoussez vos doigts dans le sol et étirez votre dos vers le ciel (voir photo).
5. Maintenez la posture entre 30 secondes et 1 minute.
6. Pour aller plus loin dans l'étirement de l'avant de la hanche gauche, vous pouvez tendre le genou gauche sans remonter vos fesses, juste en allongeant votre talon gauche vers l'arrière.
7. Maintenez à nouveau 30 secondes à 1 minute.
8. Pour sortir de la posture, soulevez-vous en poussant sur vos mains pour vous installer dans la posture du chien tête en bas, puis rentrez dans la posture de l'autre côté. Répétez la même variante et pendant la même durée si possible.

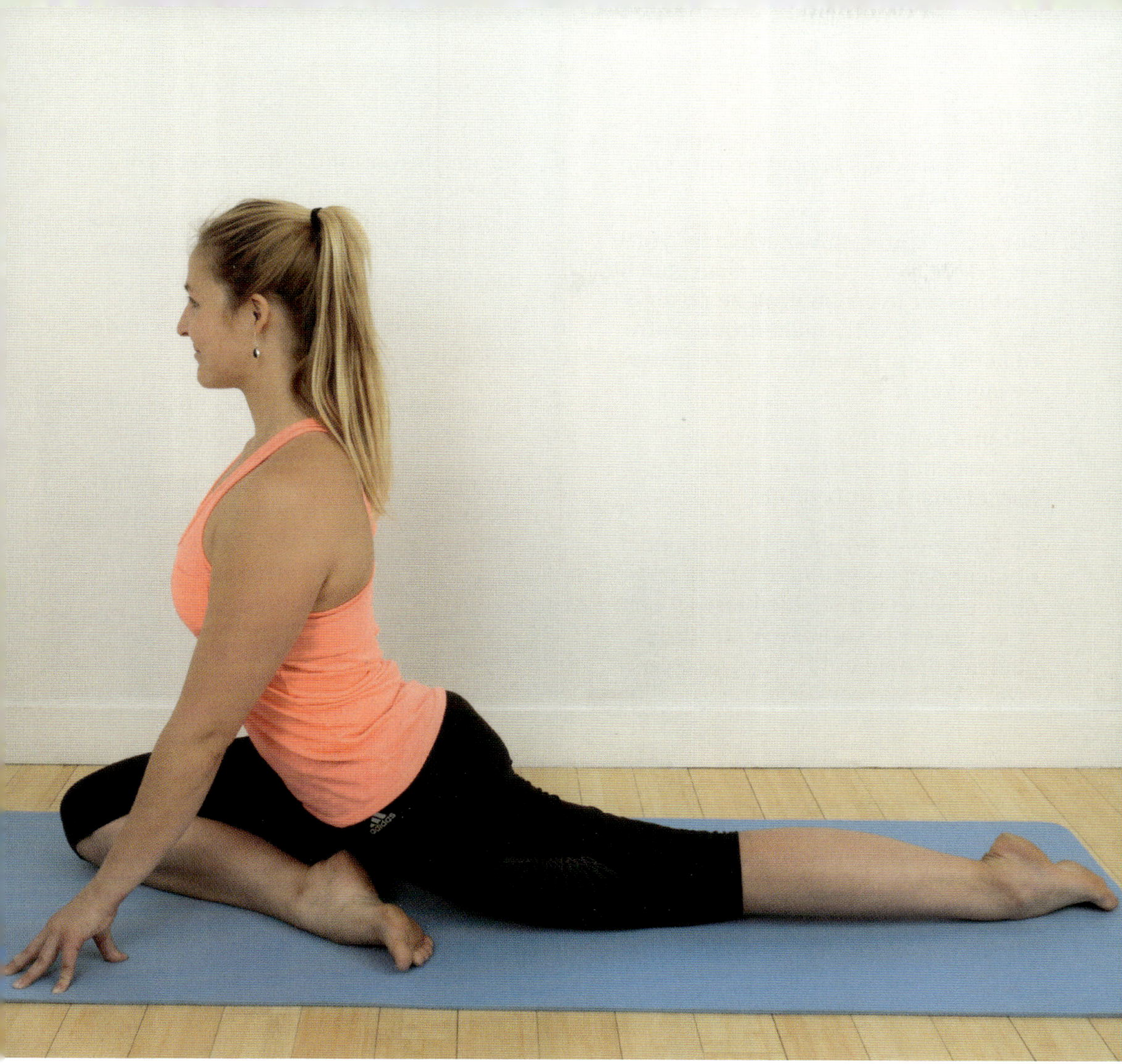

Variante B

1. Placez-vous dans la posture du chien tête en bas.
2. Sur une inspiration venez placer votre pied droit à côté de votre main gauche, puis laissez le genou droit se poser au sol à côté de votre main droite. Votre tibia est donc parallèle à votre buste devant vous.
3. Sur une expiration, asseyez-vous doucement au sol. Gardez bien le bassin face au tibia droit.
4. Ne forcez pas si vous ressentez une douleur dans le genou droit, sortez de la posture par le chien tête en bas et restez sur la variante A ou sur le guerrier debout.
5. Sur une inspiration étirez votre dos et penchez-vous en avant pour vous allonger sur la jambe droite, tête au sol et bras en avant. Veillez à garder votre bassin face au sol (voir photo).
6. Maintenez la posture entre 30 secondes et 1 minute.
7. Ramenez les mains sous les épaules et redressez-vous sur une inspiration.
8. Sur une expiration sortez de la posture et revenez en chien tête en bas pour rentrer dans la posture à gauche.

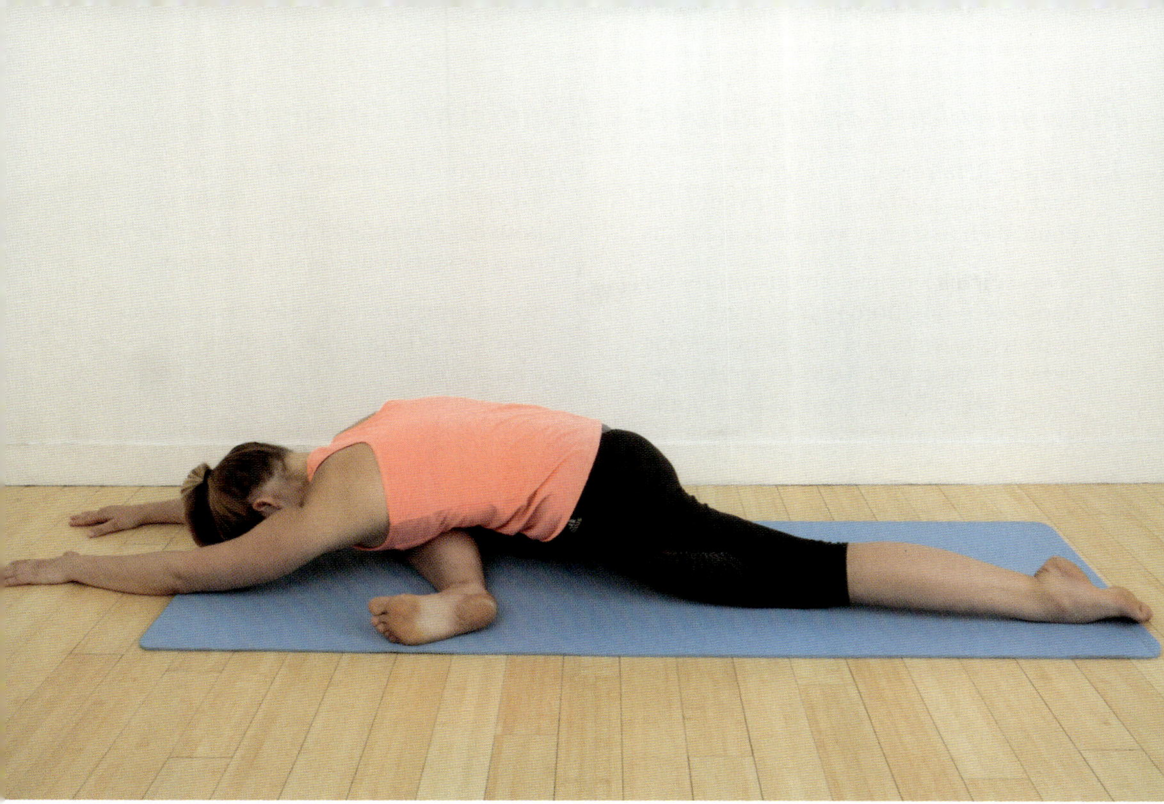

Flexion avant angle ouvert - Upavistha Konansana

1. Partez de la posture du bâton et écartez vos jambes à 90° maximum en étant bien assis sur vos deux ischions.

2. Si vous n'arrivez pas à vous redresser dans cette position, placez une couverture sous vos fesses pour vous aider et vos mains juste en arrière de vos cuisses afin de vous aider à vous grandir et à maintenir le dos droit.

3. Si vous êtes bien installé sur vos deux fesses, penchez-vous en avant en veillant à garder le dos impérativement droit et les bandhas engagés et placez vos mains devant vous. Descendez bien vos omoplates vers le bas de votre dos, cela vous aidera à rester dos droit et à vous pencher progressivement en avant (voir photo).

4. Maintenez la posture 30 secondes à 1 minute en essayant, si vous le pouvez, d'emmener vos mains plus loin progressivement dans la posture.

5. Sur une inspiration, étirez à nouveau le dos et revenez dos droit sur une expiration.

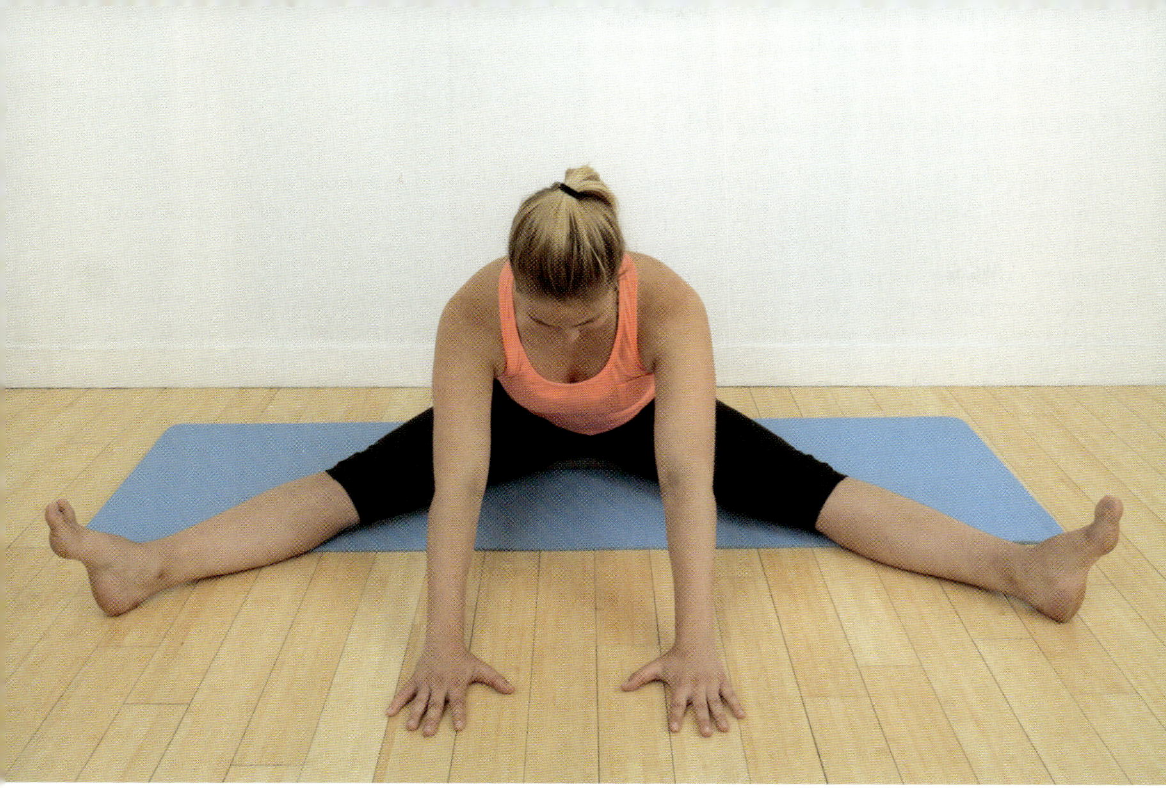

Posture du héros couché

La posture du héros couché demande une grande souplesse des muscles fléchisseurs des hanches. Si vous ne pouvez pas vous allonger complètement sur le dos, bras en arrière, commencez par vous mettre en appui sur les mains en arrière. Regardez votre nombril et maintenez la posture 30 secondes à 1 minute.

Si vous êtes à l'aise dans cette variante, placez-vous en appui sur les coudes et les avant-bras en maintenant le regard tourné vers le nombril (voir photo).

Vous allez ainsi assouplir progressivement vos hanches et vous pourrez ensuite vous allonger sur le dos.

Il faut préciser que certaines personnes ont une souplesse particulière des hanches et que pour elles la posture du héros couché est très facile. Ne vous fiez pas à ces personnes ! Chacun avance à son rythme.

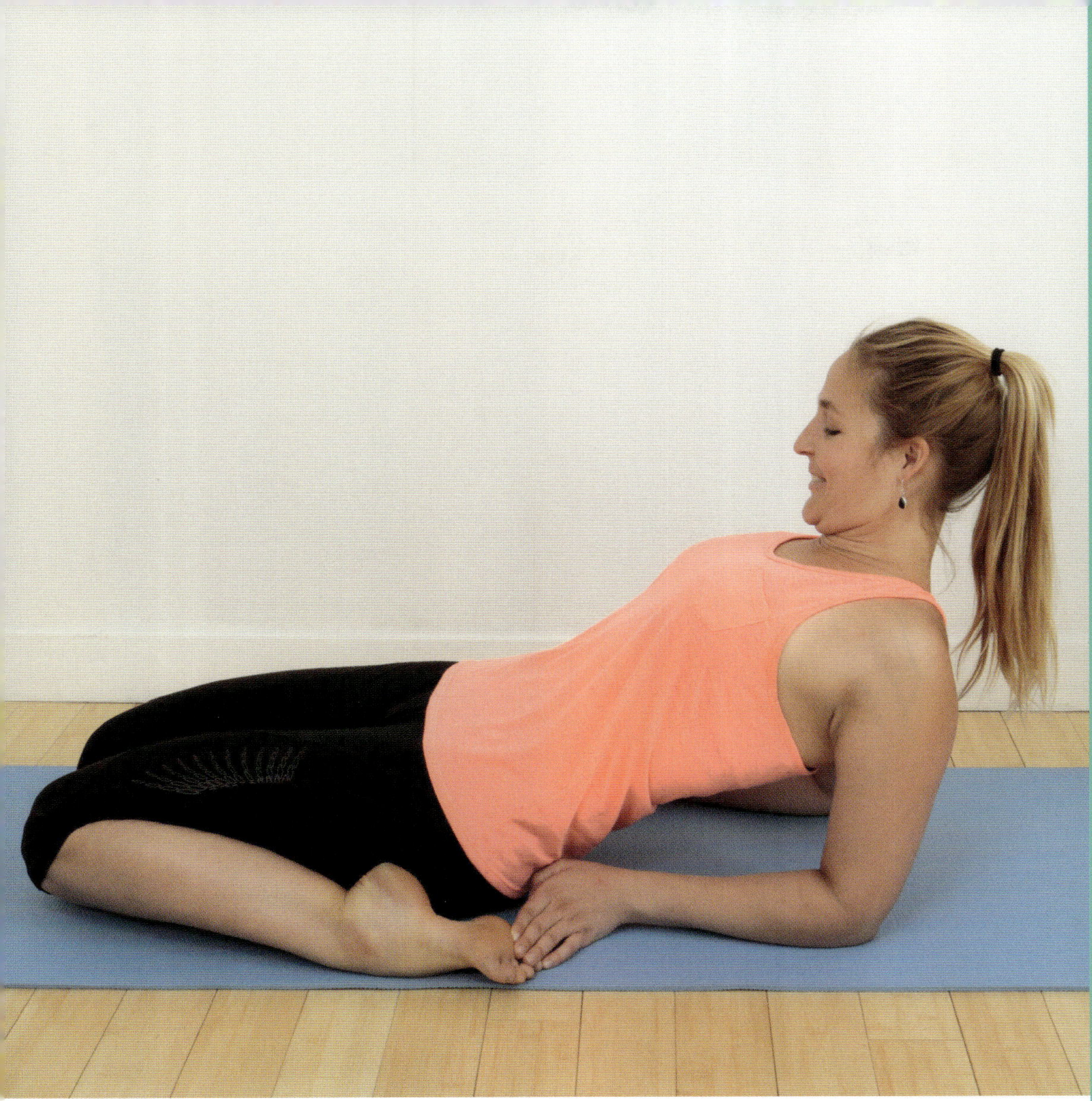

Chapitre 5

Les postures spécifiques

Femmes enceintes

Une femme enceinte peut pratiquer le yoga sans problème jusqu'au début du cinquième mois de grossesse, sauf contre-indications particulières du médecin, bien entendu.

Certaines femmes pratiquent jusqu'à l'accouchement, mais ce sont souvent des adeptes du yoga depuis plusieurs mois au moins, et surtout elles sont accompagnées par un enseignant qui corrige leur posture en l'adaptant à leur grossesse.

Si vous ressentez le besoin de pratiquer le yoga, trouvez un centre près de chez vous et faites-vous plaisir !

Le yoga pour la femme enceinte sert à maintenir la souplesse articulaire et musculaire afin d'éviter des douleurs et de lui permettre de bien vivre sa grossesse. Mais il donne aussi la possibilité de travailler la respiration, de savoir la ralentir en préparation à l'accouchement, tout en aidant à diminuer le stress et l'anxiété que la grossesse peut provoquer.

Le yoga vous aidera à vivre sereinement votre grossesse et à préparer votre corps au changement que celle-ci entraîne.

Il est l'union entre la mère et l'enfant qui se développe en elle.

Pratiquez le plus souvent possible même si ce n'est que quelques minutes. Votre corps en a besoin avec tous ces changements qu'il subit : augmentation de l'élasticité ligamentaire et tendineuse, élargissement du bassin…

Les postures vous permettront d'aider votre corps à s'adapter à ces changements par les postures, la relaxation et la respiration. L'objectif n'est pas d'avoir une pratique parfaite avec des postures parfaites, mais une pratique qui vous fait du bien, donc à votre rythme et selon les postures que pouvez maintenir à chaque fois.

Étant donné que la grossesse est une période durant laquelle vos actions affectent directement et immédiatement le fœtus, nous vous recommandons de garder à l'esprit les avertissements suivants en effectuant les exercices :

- **évitez les extrêmes dans toutes les postures**, et particulièrement les flexions accentuées vers l'avant ou vers l'arrière. Ne forcez pas ;
- **évitez les postures qui mettent de la pression sur votre utérus** ;
- **évitez les postures inversées** autres que celles dans lesquelles vous avez les pieds en l'air contre le mur ou sur une chaise ;
- **évitez les exercices respiratoires qui peuvent produire des sensations désagréables** ;
- **ne sautez pas et ne vous déplacez pas non plus rapidement** pour prendre une posture ou revenir à la position de départ ;
- **évitez de vous allonger sur le ventre** ;
- **faites attention à ne pas trop vous étirer**, ce qui arrive facilement durant la grossesse à cause de l'augmentation du taux d'hormones qui entraîne une très grande souplesse des articulations ;
- **ne retenez jamais votre respiration** ;
- **respirez pour deux**.

Cette section vous propose les postures spécifiques pour les femmes enceintes.

- Échauffez-vous avec la **posture du chat**. Placez-vous à 4 pattes, genoux sous vos hanches et mains légèrement en avant de vos épaules.

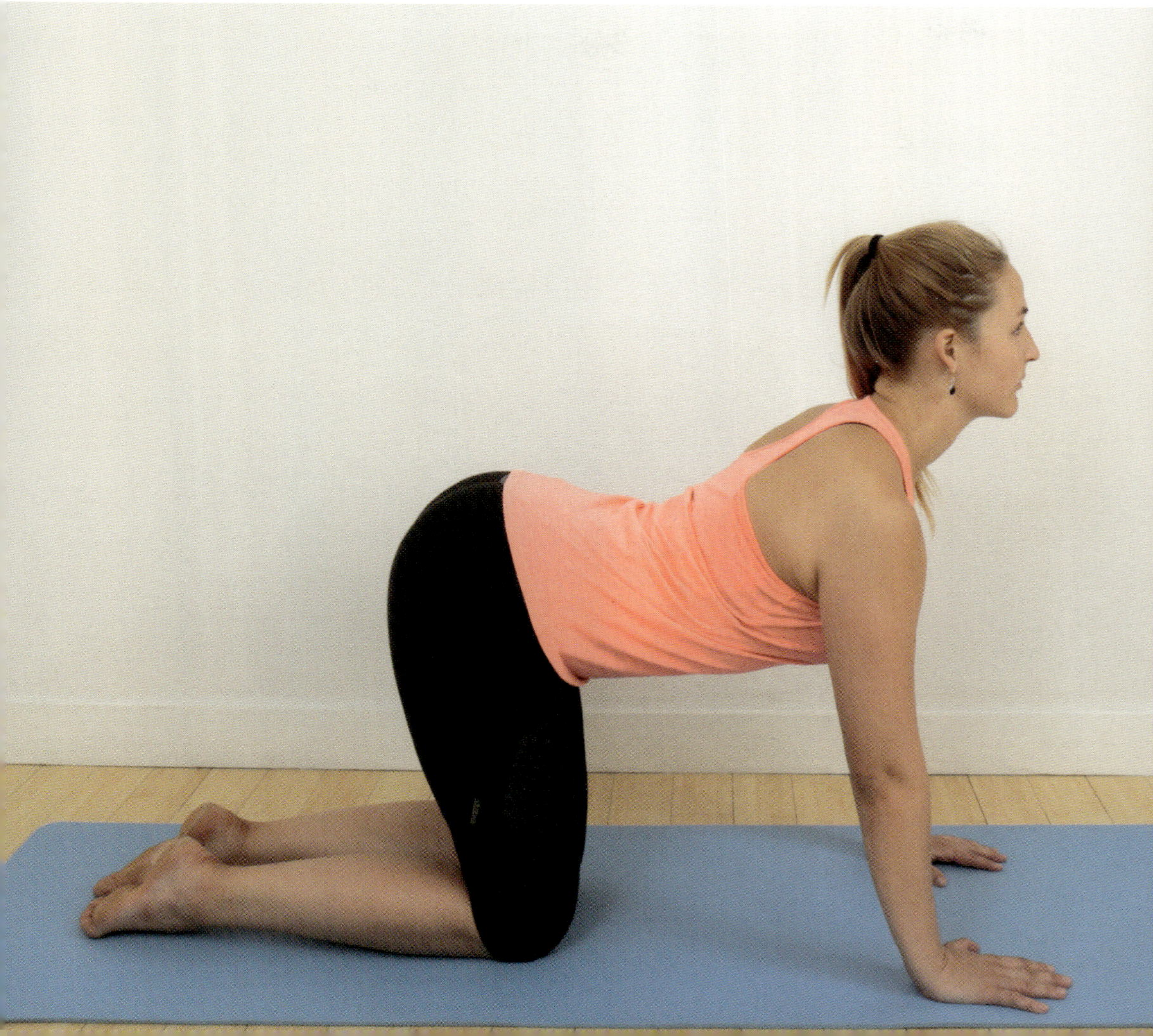

- Inspirez en faisant le dos creux, puis expirez en faisant le dos rond, en l'enroulant par le bassin. Répétez l'exercice 5 à 10 fois.

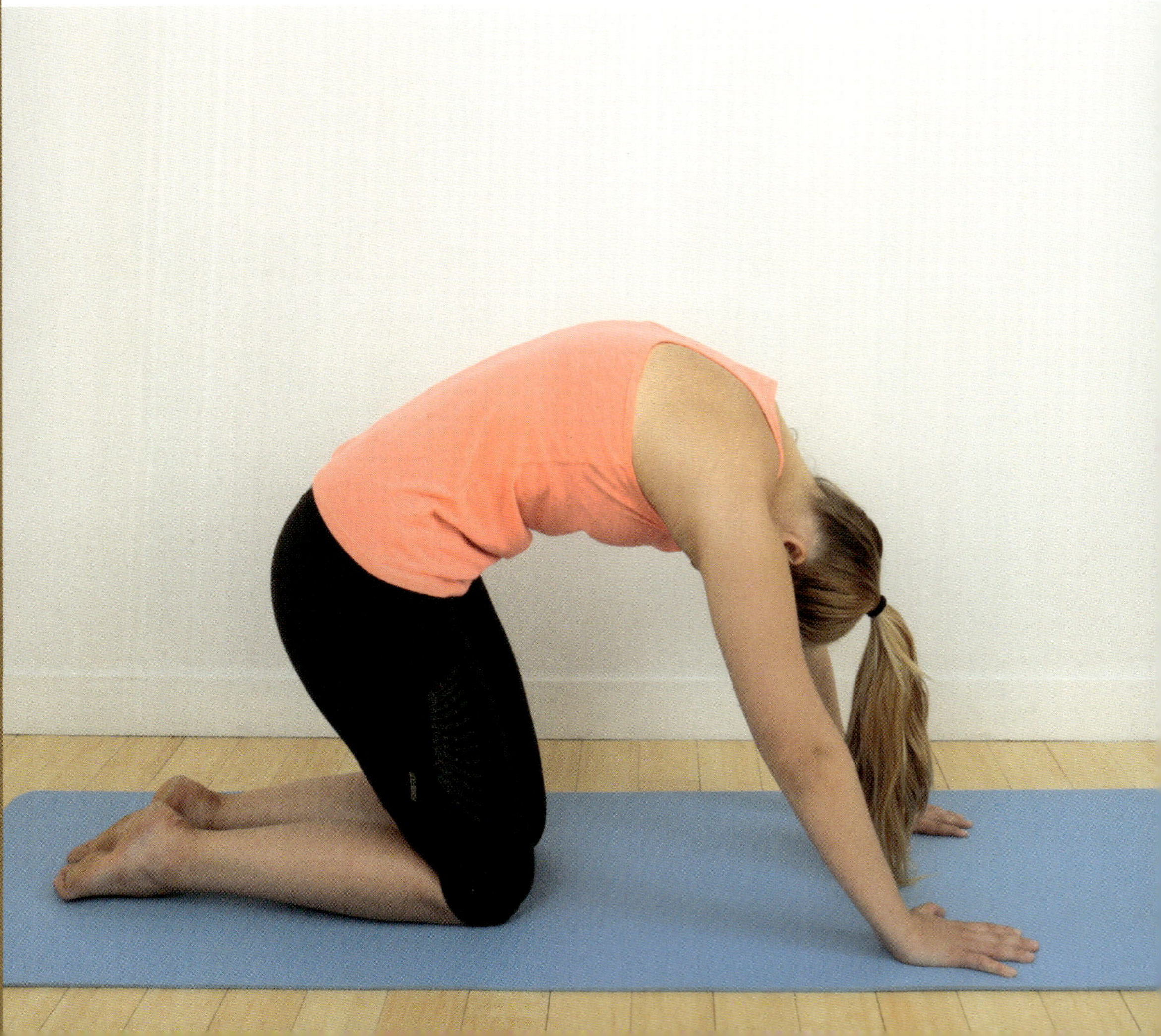

- La **posture du chien** tête en bas pour soulager le périnée contre la pesanteur.

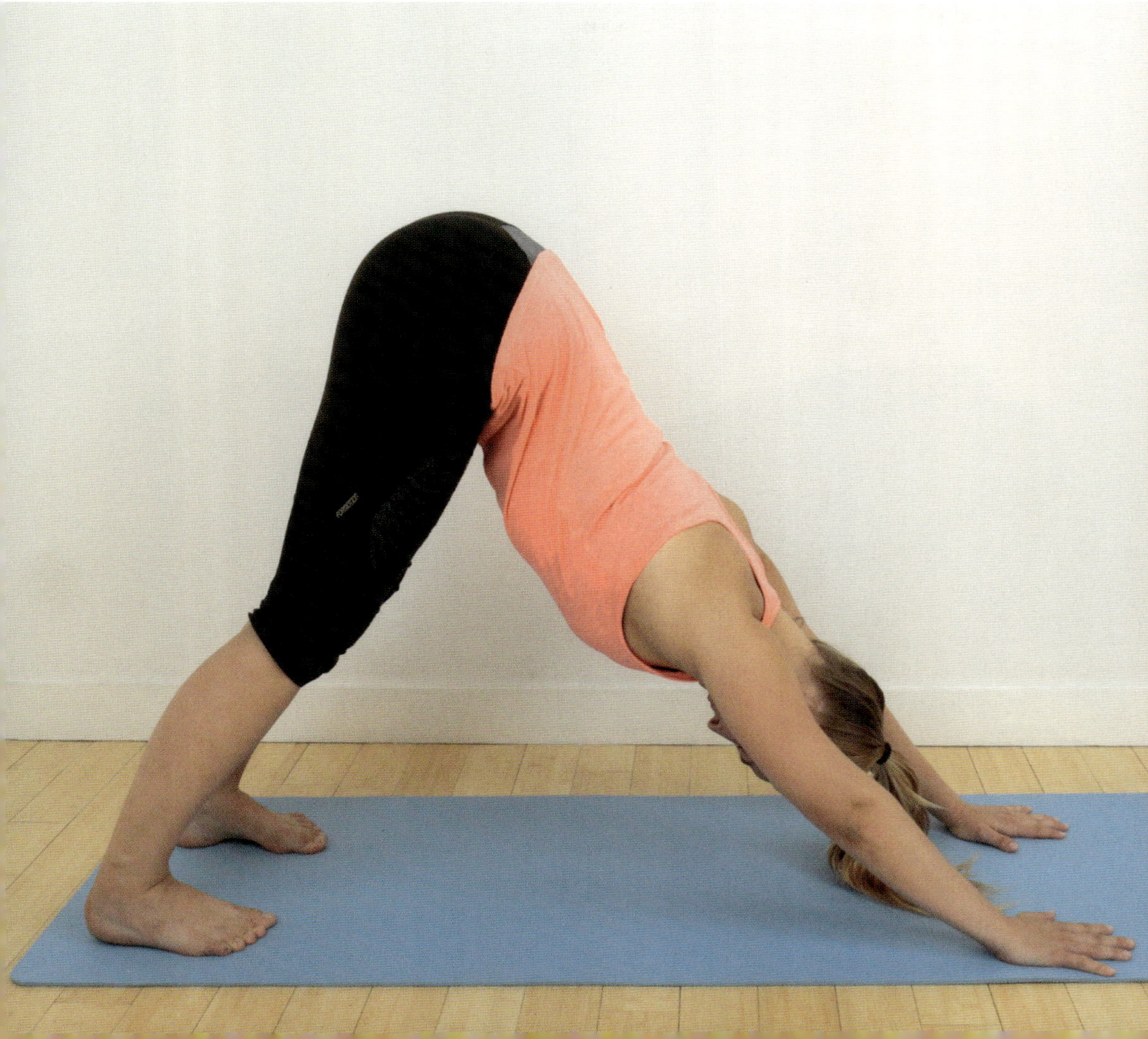

- Le **demi-pont** afin de soulager votre ventre et votre périnée en le déchargeant du poids du bébé.

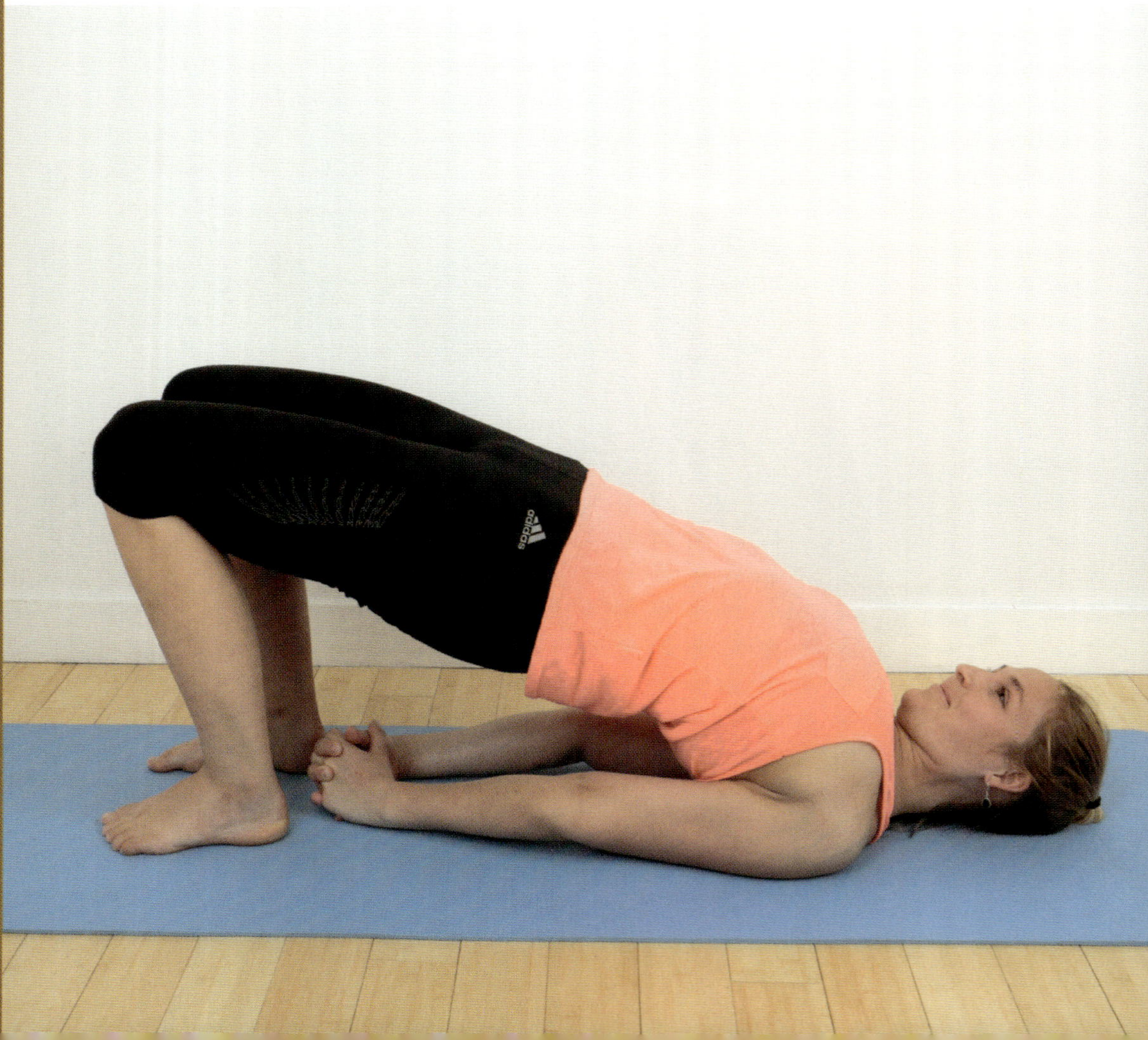

✓ Le **guerrier 2**.

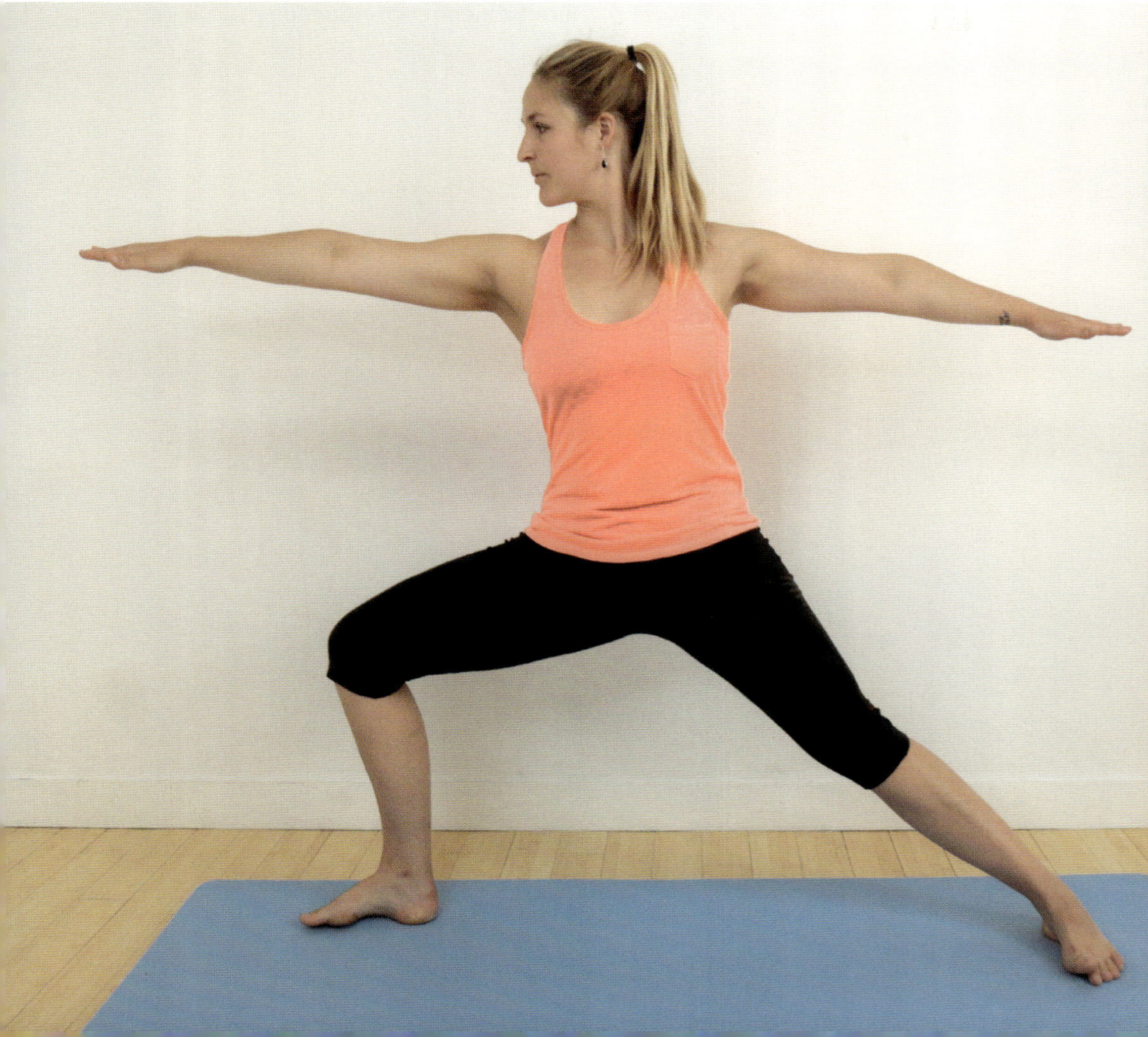

- La **posture du cadavre**. Vous pouvez placer un coussin sous vos genoux afin de soulager les tensions dans les hanches.

Si vous avez des difficultés respiratoires, placez ce même coussin sous votre dos, le long de la colonne vertébrale. Cette posture vous permettra d'ouvrir la cage thoracique et vous aidera à respirer plus intensément et profondément.

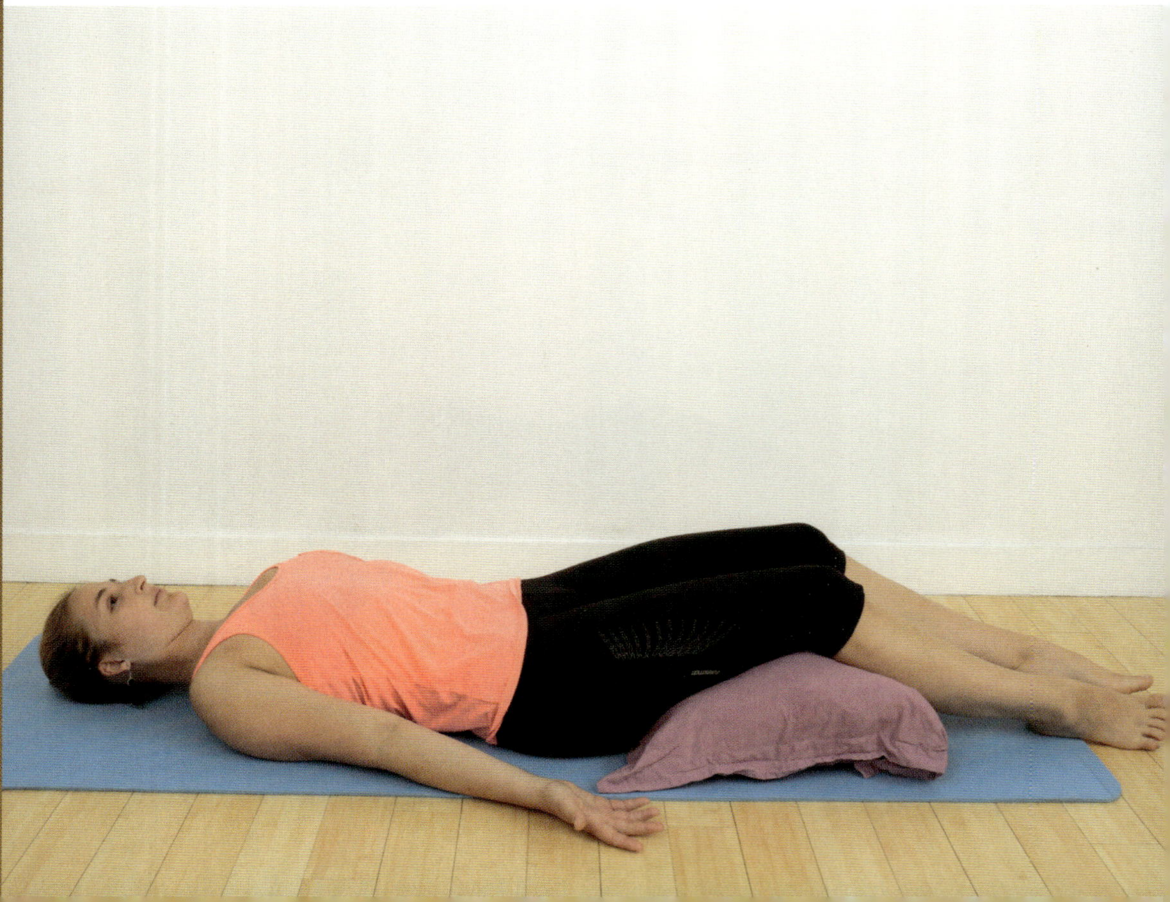

- La **chaise** pour renforcer vos cuisses et vous tonifier globalement, pour entretenir la force musculaire et soulager les douleurs de dos.

Si vous avez mal au dos quand vous pratiquez cette posture, engagez plus intensément votre périnée et votre ventre.

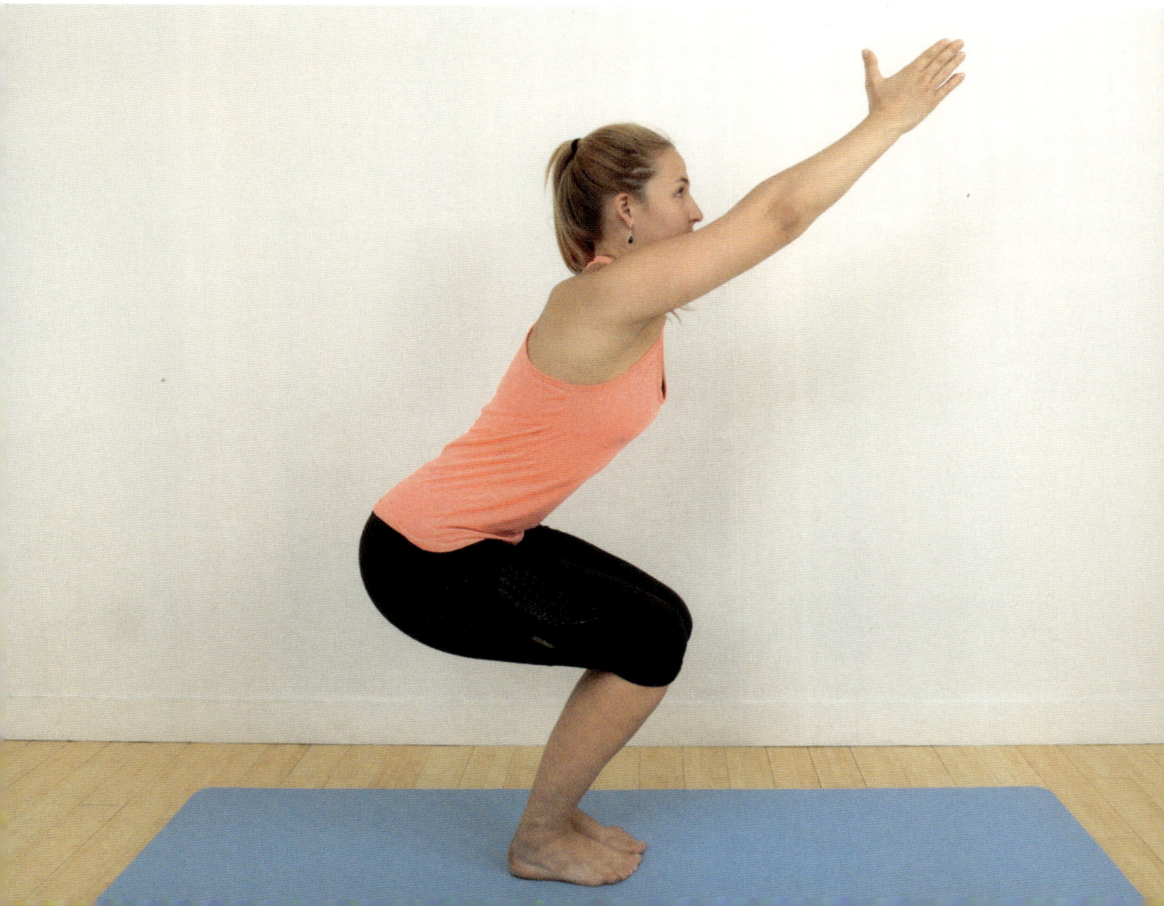

- Clôturez votre exercice par une variante de la **chandelle**. Allongez-vous sur le dos, fesses au mur, allongez les jambes contre le mur vers le plafond.

Restez dans la posture en respirant profondément jusqu'à 15 minutes.

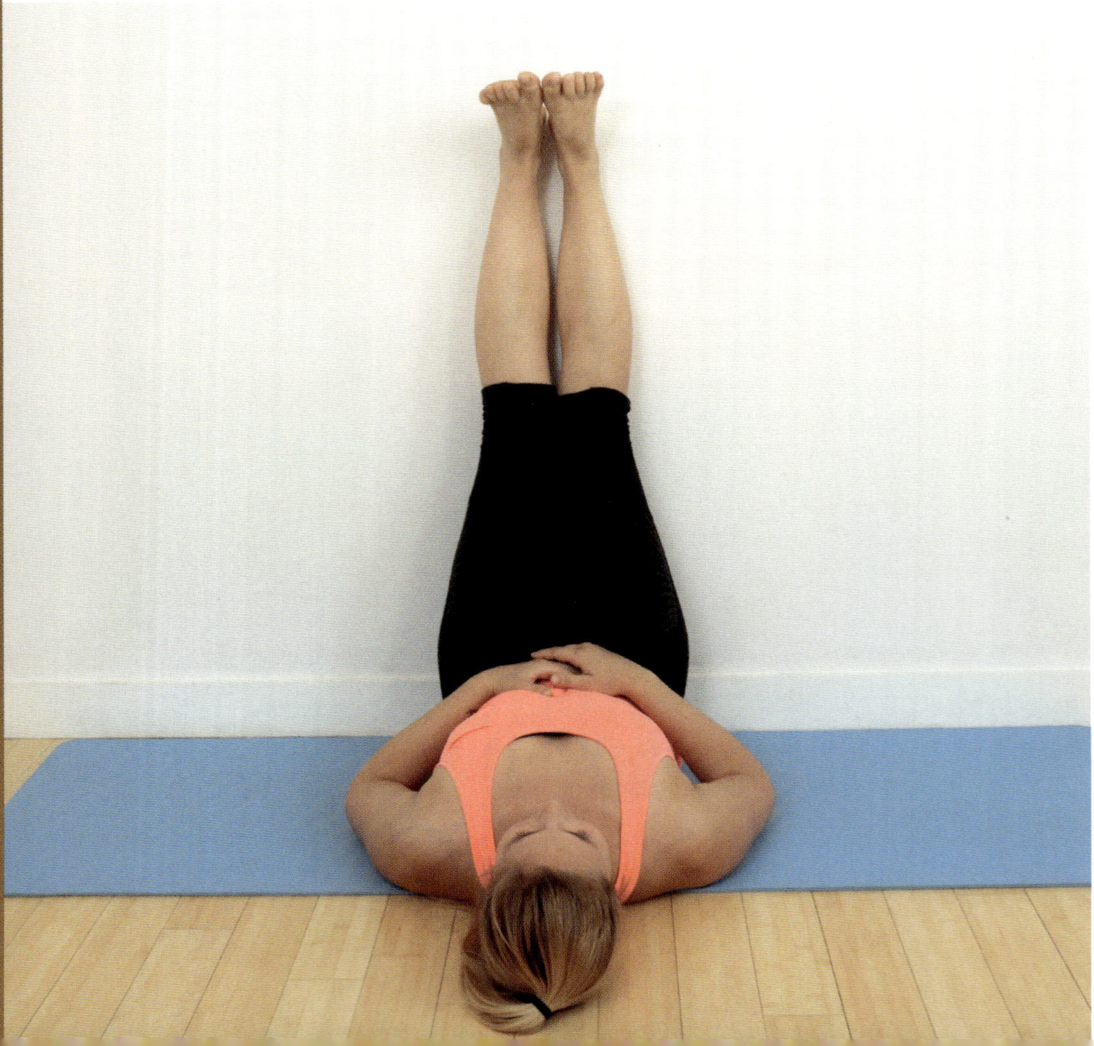

- Puis pliez doucement vos jambes en croisant les genoux pour soulager le dos et les jambes et tournez sur un côté, jambes pliées pour sortir de la posture.

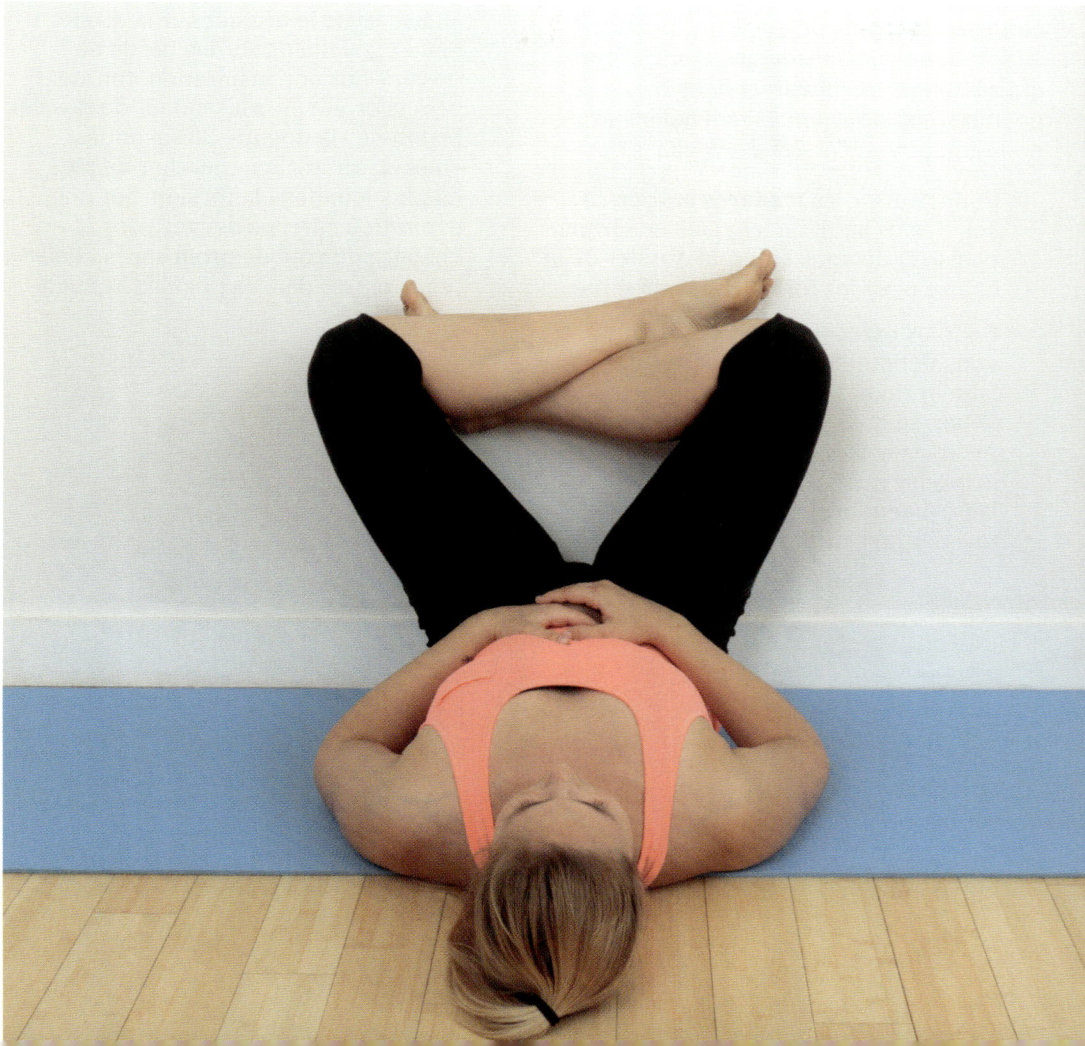

Seniors

Les années passant, il est parfois plus difficile de se mettre au sol, de plier fortement les genoux… C'est pourquoi cette section vous propose des postures adaptées à vous, mesdames et messieurs, qui ressentez un inconfort dans les postures classiques mais ne voulez pas pour autant vous priver de yoga.

- Pour réaliser les **postures assises** au sol, il vous suffit de les réaliser sur une chaise et de vous aider du dossier de la chaise pour les torsions par exemple.
- Pour les **extensions arrière**, placez-vous debout, les pieds écartés de la largeur du bassin et les mains dans le bas du dos. Inspirez, étirez-vous et penchez-vous en arrière en poussant le bassin vers l'avant et en gardant les jambes tendues. Sur une expiration, revenez au centre.
- Il est important de conserver les amplitudes de **rotation du dos**. Pour cela, asseyez-vous de profil sur une chaise, avec le dossier sur la droite. Placez vos mains sur les bords du dossier. Sur une inspiration, tournez vers la droite en vous aidant du dossier. Maintenez la posture 30 secondes en essayant d'aller chercher de plus en plus loin dans la torsion. Sur une expiration revenez devant vous et changez de côté de profil sur la chaise pour rentrer dans la posture à gauche.

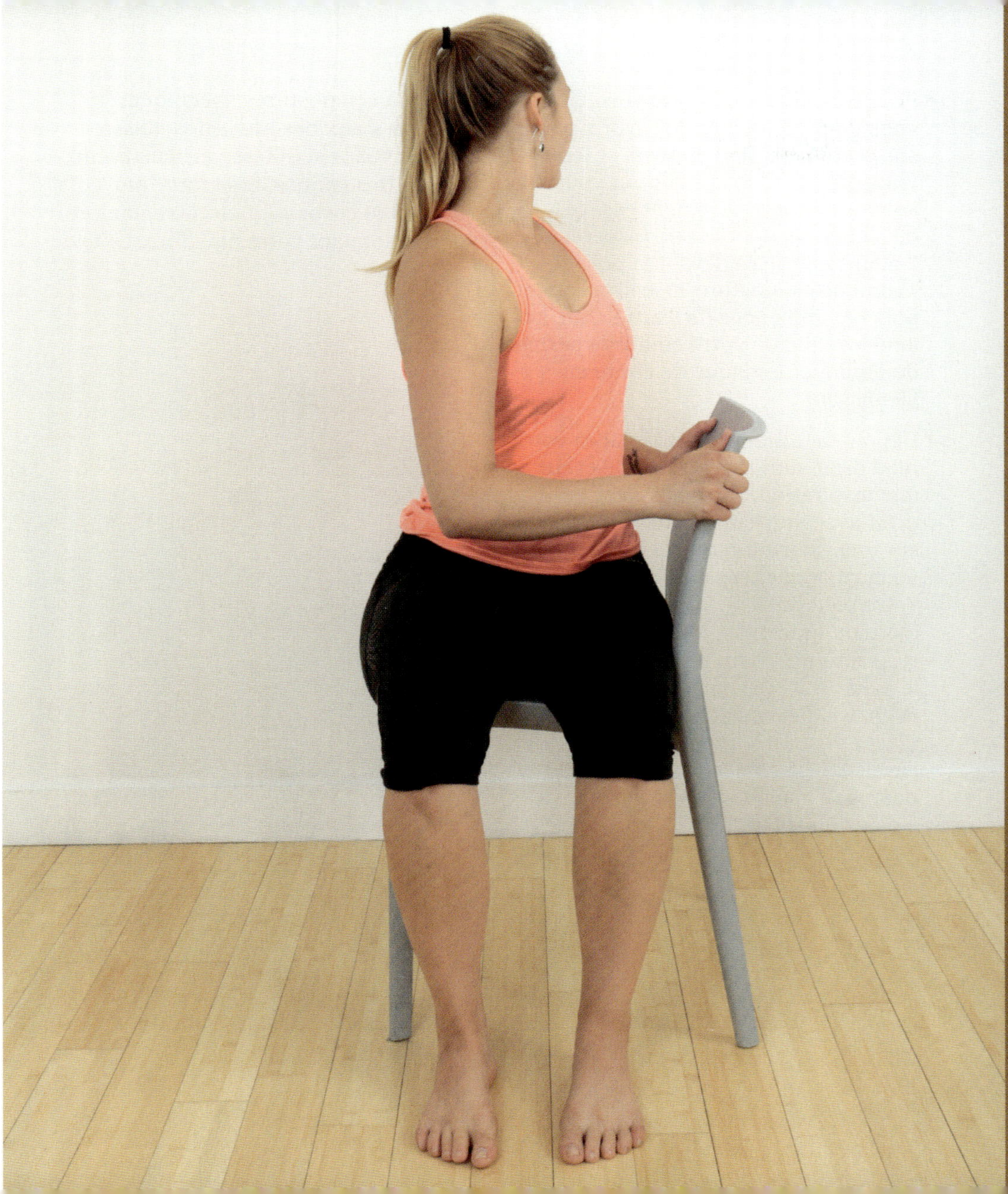

- Pour travailler votre **équilibre**, placez-vous dans la posture de l'arbre, pied sur le coup de pied opposé, et tenez-vous proche d'un appui pour vous soutenir. Progressivement essayez de lâcher cet appui et de placer les 2 mains en prière devant la poitrine. Maintenez la posture 30 à 45 secondes, puis recommencez de l'autre côté. Une amélioration de votre équilibre permet de diminuer le risque de chute en vieillissant.

- Debout face à une chaise, placez votre pied droit sur l'assise de celle-ci sur une inspiration. Attrapez votre genou droit avec votre main droite, puis sur une expiration redressez-vous au maximum et essayez de décoller votre pied droit de la chaise par la force du bras droit. Maintenez 5 cycles respiratoires complets, reposez ensuite le pied droit sur une inspiration sur la chaise, puis au sol sur l'expiration. Placez ensuite le pied gauche sur l'assise de la chaise et répétez la posture à gauche. Puis revenez les 2 pieds au sol.

Grâce à ces postures spécifiques et adaptées aux besoins, en vieillissant vous conservez la souplesse articulaire du dos et des jambes, et la force musculaire de tout le corps tout en travaillant et perfectionnant votre équilibre. Le trio gagnant !

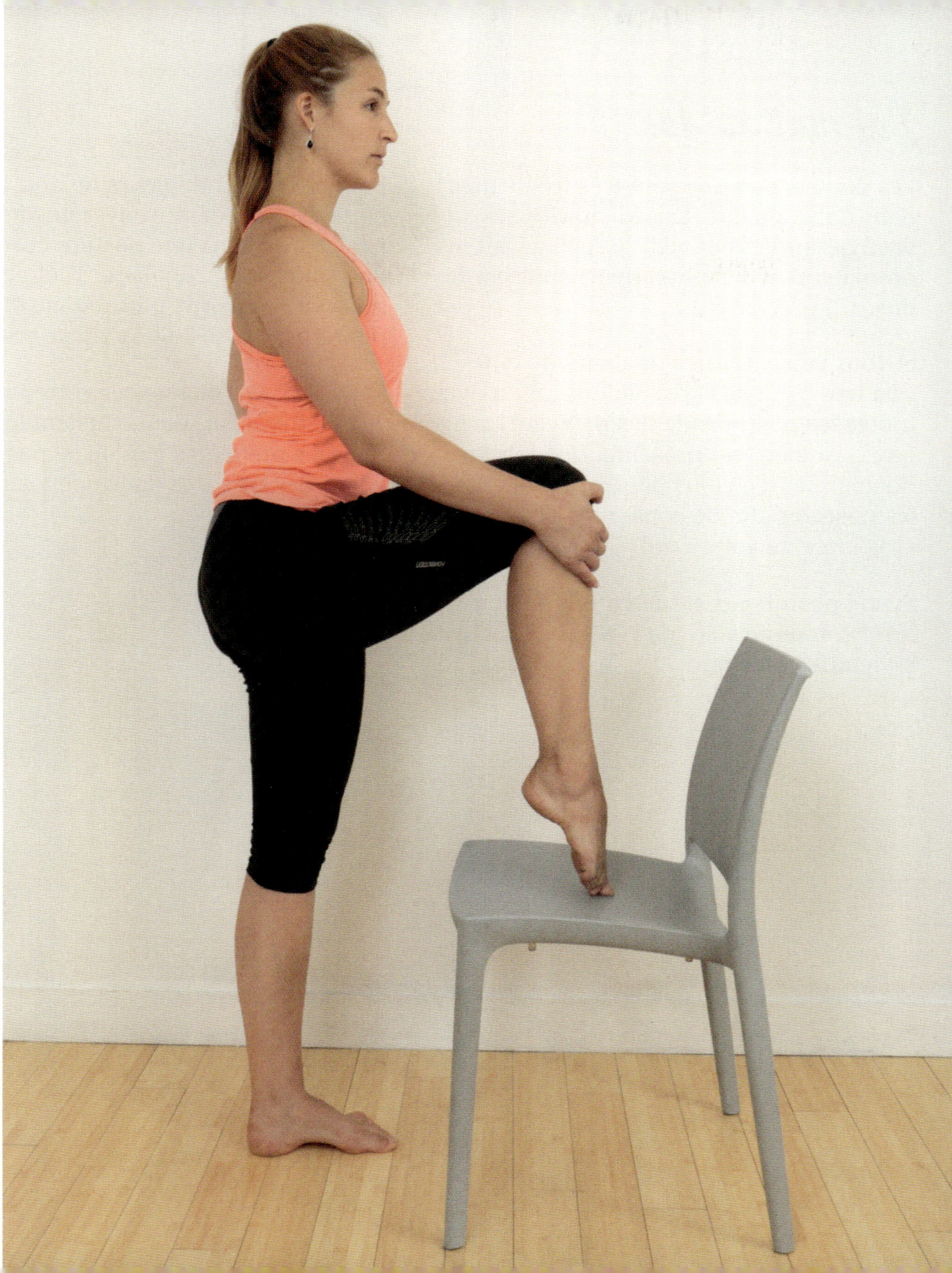

J'ai mal au dos

Les douleurs de dos sont très fréquentes dans notre société. La sédentarité, l'activité professionnelle assise devant les ordinateurs n'aidant en rien à soulager le dos.

Si vous ressentez des douleurs de type « en barre » dans le bas du dos, proscrivez toutes les postures de flexion avant tant que la douleur est présente. Une fois la douleur passée, vous pourrez faire toutes les postures afin de conserver la souplesse et la force de votre corps.

Si une posture accentue votre douleur, arrêtez tout de suite de l'exécuter. Vous y reviendrez plus tard.

Pour pallier les douleurs de dos, le plus important est de retrouver une force musculaire dans une posture corrigée, avec une souplesse articulaire. Tout cela afin de rendre votre corps plus mobile et plus fort pour vos activités de la vie de tous le jours.

Vous pouvez commencer votre journée par 5 salutations au soleil en pliant les genoux pour les premières afin de ne pas solliciter le bas de votre dos dans une mauvaise posture.

Puis vous pouvez pratiquer les postures suivantes :

- **Savasana** (p. 14), pour la détente globale ;
- le **cobra** (p. 22) pour le soulagement des lombaires ;
- la **sauterelle** (p. 24) pour le renforcement musculaire de toute la chaîne postérieure ;
- le **pont** (p. 132) pour renforcer les muscles des cuisses et du dos et soulager la compression articulaire postérieure ;
- la **planche ascendante** (p. 40) pour étirer vos épaules et renforcer le dos et les jambes ;
- la **planche** (p. 26) pour travailler votre posture et renforcer en gainage ;
- les **guerriers 1** (p. 52) **et 2** (p. 54) pour améliorer les ouvertures de hanches et renforcer vos cuisses et vos bras ;
- l'**arbre** (p. 46) pour l'équilibre.

En répétant ces postures régulièrement, vous serez plus tonique et vous aurez une meilleure posture, que vous devrez également penser à travailler devant votre ordinateur, dans les transports (transport en commun, voiture…).

C'est au quotidien que vous rééduquerez votre dos.

Attention : Si vous avez de très vives douleurs de dos, qu'elles augmentent avec la pratique de ces postures, consultez immédiatement votre médecin.

Chapitre 6

Exemples de séquences

Séquences pour débutants

1. Samasthiti (p. 42)
2. Flexion avant (p. 47)
3. Fente haute (p. 156)
4. Chien tête en bas (p. 43)
5. Guerrier 1 (p. 52)
6. L'arbre (p. 46)
7. La chaise (p. 44)
8. Chien tête en bas - la planche (p. 26)
9. Planche - planche latérale (p. 28)
10. La sauterelle (p. 24)
11. La posture du bâton (p. 30)
12. La posture en torsion assise (p. 38)
13. La flexion avant assise (p. 34)
14. La posture en torsion jambes pliées (p. 18)
15. Posture du cadavre (p. 14)

Séquences pour intermédiaires

1. Samasthiti (p. 42)
2. Flexion avant debout (p. 47)
3. Chien tête en bas (p. 43)
4. La planche (p. 26)
5. La planche latérale (p. 28)
6. Le guerrier 1 (p. 52)
7. Le guerrier 2 (p. 54)
8. La posture du triangle vrillé (p. 88)
9. La posture de l'aigle (p. 84)
10. La posture du danseur cosmique (p. 98)
11. La posture du bâton (p. 30)
12. La posture de la tête de vache (p. 112)
13. La posture de flexion avant jambes ouvertes (p. 104)
14. La posture du bateau (p. 120)
15. La posture de la charrue (p. 140)
16. La posture du poisson (p. 130)
17. La posture du vent (p. 16)
18. La posture en torsion jambes pliées (p. 18)
19. La posture du cadavre (p. 14)

Chapitre 7

Pour aller plus loin

Les 10 idées reçues

Le yoga n'est pas du sport mais uniquement de la relaxation

FAUX

On peut pratiquer le yoga dans un but de pure détente du corps et de l'esprit, mais il y aura toujours un travail musculaire pour se placer dans une posture d'étirement et de détente. En cela, le yoga n'est pas seulement de la détente.

C'est compliqué et très technique de maintenir une posture de yoga

FAUX

Il existe des postures complexes en effet, mais une panoplie de postures plus simples dans leur compréhension et dans leur réalisation permet à tous les novices de se mettre au yoga sans difficulté. De plus vous n'êtes pas obligé d'aller vers ces postures plus compliquées. Vous devez d'ailleurs aller dans le sens que vous souhaitez. Ne réalisez jamais une posture dont vous n'avez pas envie juste parce qu'elle est décrite dans un enchaînement quelconque. Écoutez-vous et écoutez votre corps.

Le yoga ne développe que la souplesse

FAUX

Les postures de yoga visent à faire travailler les muscles agonistes et antagonistes du corps afin de rechercher un travail musculaire d'un côté du membre et un allongement de l'autre côté. Il y a donc souplesse et musculation.

Le yoga, c'est pour les bouddhistes

VRAI ET FAUX

Le yoga est originaire de l'Inde où les pratiquants, de religions différentes, utilisaient les postures pour pouvoir entrer en méditation et prier.

Aujourd'hui nous pouvons pratiquer le yoga pour arriver à entrer en méditation afin de se centrer sur soi, sur la planète et sur ce que nous avons envie, sans esprit religieux.

Il n'y a que les Indiens qui peuvent pratiquer le yoga

FAUX

La pratique du yoga n'est pas réservée à une population ou une religion. Tout le monde peut pratiquer le yoga sans aucun problème.

Il faut forcément être au calme pour pratiquer

FAUX

Il est vrai qu'il est plus simple au début d'une pratique de yoga de se retrouver dans un endroit calme pour pouvoir se concentrer plus facilement. Mais l'objectif est de réussir à se concentrer au maximum sur soi et de ne plus prêter attention aux bruits alentour. Peu importe qu'il y ait par exemple des bruits de circulation (voitures, scooters, bus…) ou des personnes qui parlent, vous arriverez progressivement à en faire abstraction. Vous entendrez sans entendre et surtout sans écouter !

Le yoga c'est uniquement de la méditation : c'est plus pour l'esprit que le corps

VRAI et FAUX

Tout dépend du sens que vous voulez donner à votre pratique de yoga.

Que vous pratiquiez un yoga plus méditatif, lent et calme, ou un yoga tonique, plus rapide avec des enchaînements précis, vous aurez toujours une action sur votre corps et votre esprit. Dans le premier cas, vous parvenez à une telle détente de votre esprit que vous en arriverez à la détente de votre corps. Dans le second, vous êtes tellement concentré sur le travail de votre corps que vous serez à la fin de votre pratique dans un état de détente du corps et d'apaisement de votre esprit.

C'est trop difficile d'arriver à la neutralité de l'esprit ! Il faut une telle concentration pour « faire le vide » que tout le monde ne peut pas y arriver

FAUX

Plus vous allez essayer de chercher à faire le vide dans votre tête, moins vous allez y arriver. Le but n'est d'ailleurs pas d'avoir la tête vide mais de laisser vos pensées aller et venir sans jugement ni préoccupation. En vous concentrant sur votre respiration lente et profonde, vous verrez que vous réussirez progressivement à ne penser qu'à cela et à oublier vos tracas du quotidien. Essayez d'oublier ces « petites choses » qui vous embêtent et vous n'y arriverez pas. Le mieux est de se concentrer sur autre chose, sa respiration donc, pour s'apaiser et « se vider la tête » sans penser à rien.

Les 10 bonnes raisons de se mettre au yoga

Un meilleur maintien du corps

Le yoga améliore la posture globale, le maintien général du corps. Toutes les postures de yoga font travailler le dos et les abdominaux ensemble en cherchant toujours l'allongement de la colonne vertébrale. C'est ce qui permet d'avoir une meilleure posture debout.

On apprend également à s'asseoir correctement sur ses ischions, les os des fesses, en se grandissant. C'est en repensant au positionnement de ces postures assises au travail et d'une manière générale, quand vous êtes assis à votre bureau, lors d'un repas…, que vous allez améliorer votre posture.

Un exercice physique complet

C'est une activité complète. La pratique régulière du yoga renforce la musculature globale du corps, améliore la souplesse musculaire et articulaire et libère les tensions musculaires par le bon positionnement du corps dans toutes les postures.

Un bon équilibre

En travaillant les postures debout en fente et les postures sur une jambe, on améliore l'équilibre général du corps. C'est un point très important pour prévenir les risques de chutes en vieillissant. Or c'est en commençant très tôt que l'on évite les chutes.

Une autorégulation harmonieuse

Le corps possède des mécanismes d'autorégulation qui lui permettent de s'adapter aux changements provoqués par l'environnement extérieur, par les apports de l'alimentation ou par le stress par exemple.

En travaillant sa respiration, en l'allongeant sur les inspirations et les expirations, on permet à celles-ci de se calmer. En diminuant le rythme respiratoire, on va ralentir le fonctionnement global du corps et donc permettre à ces mécanismes de régulation de faire leur travail tranquillement.

Nous obtenons ainsi calme, sérénité, détente, diminution du stress, libération des tensions nerveuses.

Une présence à soi

Le yoga permet d'avoir une meilleure conscience de son corps, qui conduit à l'éveil de son corps. On se sent plus présent en soi et plus fort de l'intérieur.

Une bonne santé

Le yoga harmonise le corps en rééquilibrant les énergies. Par la respiration et les différentes postures de torsions, de flexion avant et arrière, on améliore la circulation globale de son corps et donc l'énergie qui circule à l'intérieur de notre corps. Cela aide à maintenir ou retrouver une bonne santé.

Une pratique aisée

C'est une activité facile d'accès, car elle ne nécessite pas de matériel particulier nécessaire. Si on n'a pas de tapis, on peut pratiquer au sol !

Une nouvelle énergie

Le yoga met en forme et donne ou redonne de l'énergie. L'amélioration de la respiration, l'équilibration des temps inspiratoire et expiratoire permettent de redonner de l'énergie en profondeur à notre corps.

Une attention à soi

Le yoga permet de prendre du temps pour soi et de se recentrer sur soi. En étant plus fort de l'intérieur et plus sûr de soi parce qu'on se connaît mieux, on augmente ses capacités de développement personnel et professionnel.

Un meilleur rapport aux autres

La pratique du yoga développe la conscience de soi et des autres. Elle permet d'améliorer ses relations sociales en étant plus ouvert et plus compréhensif. Comprendre et accepter que l'on ne peut pas faire toutes les postures dès le début, que le temps permet d'améliorer ses capacités, qu'un jour est différent de l'autre dans les douleurs et dans les possibilités, nous aide à nous rendre compte que chaque personne a des capacités d'adaptation différentes. Or lorsque nous laissons aux personnes de notre entourage la possibilité et le temps de s'adapter, parfois en les guidant si nécessaire, nous améliorons nos relations avec elles.

Les 10 postures essentielles

1. Posture du cadavre (p. 14) : pour se détendre
2. Posture de l'enfant (p. 12) : pour se recentrer sur soi
3. Chien tête en bas (p. 43) : pour étirer la partie postérieure des jambes
4. Chien tête en haut (p. 124) : pour soulager les lombaires
5. L'arbre (p. 46) : pour l'équilibre
6. Flexion avant jambes écartées (p. 47) : pour étirer l'arrière et l'intérieur des jambes
7. Demi-posture de la planche ascendante (p. 40) : pour soulager les épaules
8. Guerrier 1 (p. 52) : pour ouvrir le bassin
9. Guerrier 2 (p. 54) : pour ouvrir les hanches
10. Posture en torsion assise (p. 38) : pour assouplir la taille

Notes

Index

R

S

T

U

V

Y